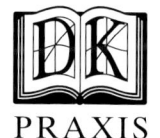

PRAXIS

HOHER
BLUTDRUCK

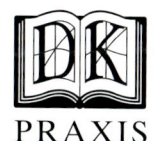

PRAXIS

HOHER BLUTDRUCK

PROFESSOR D.G. BEEVERS

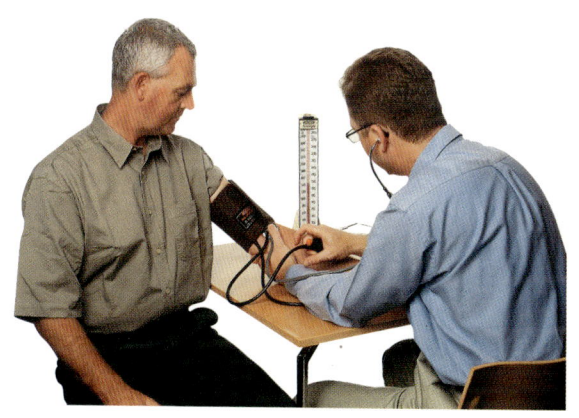

MEDIZINISCHE BETREUUNG
DR. TONY SMITH

Dorling Kindersley Praxis

HINWEIS

Dieses Buch soll den Arztbesuch nicht ersetzen, sondern interessierten PatientInnen, die mehr über ihre Erkrankung erfahren wollen, Ergänzungen zum ärztlichen Rat liefern.

Bevor Sie sich irgendeiner Form von Selbstbehandlung unterziehen, **sollten Sie stets Rücksprache mit Ihrem Arzt halten.**

Bedenken Sie vor allem auch, dass in unserer heutigen schnelllebigen Zeit medizinische Fortschritte an der Tagesordnung sind und somit einige der in diesem Buch enthaltenen Informationen über Medikamente und Behandlungsformen bald schon überholt sein können.

Bitte beachten Sie:
Der Verlag bedauert, dass er Leseranfragen nicht beantworten kann.

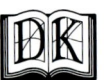

DORLING KINDERSLEY

Lektorat Nicki Lampon, Mary Lindsay
Gestaltung Jan English, Sarah Hall
Herstellung Elizabeth Cherry

Cheflektorat Martyn Page
Chefbildlektorat Bryn Walls

Produziert für Dorling Kindersley von
Design Revolution, Brighton
Chefredaktion Ian Whitelaw
Gestaltung (verantwortlich) Becky Willis
Redaktion Julie Whitaker
Gestaltung Andrew Easton

Die Deutsche Bibliothek – CIP-Einheitsaufnahme

Ein Titeldatensatz für diese Publikation ist bei
Der Deutschen Bibliothek erhältlich.

Titel der englischen Originalausgabe:
Family Doctor Guide to Blood Pressure

© Dorling Kindersley Limited, London, 2000
Text © Family Doctor Publications, 2000

© der deutschsprachigen Ausgabe by Dorling Kindersley Verlag GmbH,
München, 2001
Alle deutschsprachigen Rechte vorbehalten

Übersetzung Martin Uhlenbrock
Redaktion Redaktionsbüro Maryna Zimdars, München
Satz Easy Pic Library GmbH, München

ISBN 3-8310-0090-5

Besuchen Sie uns im Internet
www.dk.com

Inhalt

EINFÜHRUNG	7
BLUTDRUCK – WAS IST DAS?	10
WAS IST BLUTHOCHDRUCK?	21
WAS VERURSACHT BLUTHOCHDRUCK?	28
WIE WIRD BLUTHOCHDRUCK UNTERSUCHT?	46
BEHANDLUNG OHNE MEDIKAMENTE	53
DIE MEDIKAMENTE	60
SONDERFÄLLE	80
FRAGEN UND ANTWORTEN	89
WICHTIGE ADRESSEN	91
REGISTER	92
DANK	96

Einführung

Wenn Sie über dreißig sind und sich nicht erinnern können, wann Ihr Blutdruck zum letzten Mal gemessen wurde, könnten Sie zu den 12 bis 15 Millionen Deutschen gehören, die an Bluthochdruck (Hypertonie) leiden. Erhöhter Blutdruck kann über viele Jahre hinweg unerkannt bleiben, irgendwann aber schwere Komplikationen mit sich bringen – unter anderem Herzkrankheit und Schlaganfall.

EIN HÄUFIGES PROBLEM
In Deutschland haben 15 bis 20 Prozent aller Menschen zu hohen Blutdruck.

Wird hier von Bluthochdruck gesprochen, ist ein Zustand gemeint, bei dem die mehrfach gemessenenen Blutdruckwerte über dem Normalwert liegen und behandlungsbedürftig sind, um Langzeitfolgen vorzubeugen.

Diese so genannte Hypertonie ist in Deutschland weit verbreitet: 15 bis 20 Prozent der Bevölkerung haben zu hohen Blutdruck! Je älter Sie sind, desto wahrscheinlicher ist es, dass Sie ebenfalls zu dieser Gruppe gehören.

Verschiedene Faktoren spielen hierbei eine Rolle: Ihre erbliche Veranlagung, Ernährung – insbesondere die Menge an Salz und Alkohol, die Sie zu sich nehmen –, ethnische Abstam

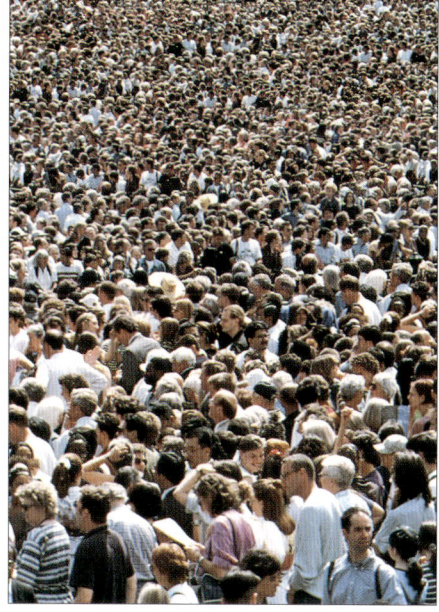

mung sowie eine mögliche Diabeteserkrankung oder Übergewicht und zu wenig Bewegung.

Ihr Arzt kann Ihren Blutdruck schnell und schmerzlos messen. Sind die Werte erhöht, kann die Untersuchung, falls nötig, drei- oder viermal wiederholt werden, um abzusichern, dass es sich beim ersten Messergebnis nicht um einen Zufallsbefund gehandelt hat.

Selbst wenn Sie Bluthochdruck haben, gehören Sie vielleicht zu den vielen Betroffenen, die zumindest eine Zeit lang keine Medikamente brauchen, vorausgesetzt, Sie ändern Ihre Lebensweise durchgreifend, was nicht nur Ihren Blutdruck senkt, sondern Ihrer Gesundheit gut tut. Wird eine Behandlung nötig, stehen eine Reihe sehr wirksamer Tabletten zur Verfügung, die Sie im Allgemeinen ein- oder zweimal täglich einnehmen sollten und die erfahrungsgemäß von den meisten auch gut vertragen werden. Wenn dennoch Nebenwirkungen auftreten, können Sie in Absprache mit Ihrem Arzt auf ähnlich wirksame Alternativen ausweichen. Die darin enthaltenen neueren Wirkstoffe haben kaum Nebenwirkungen. Eine medikamentöse Behandlung des Bluthochdrucks kann nachweislich das Schlaganfallrisiko um 35 bis 40 Prozent und das Risiko, an koronarer Herzkrankheit zu erkranken, um 20 bis 25 Prozent senken.

Die wichtigste Erkenntnis jedoch lautet: Sie bemerken erst gar nicht, dass Ihr Blutdruck zu hoch ist, bis bereits gravierende Schäden auftreten – es sei denn, Sie lassen ihn gelegentlich messen. Auch ein stark erhöhter Blutdruck kann unter Kontrolle gebracht werden und das Risiko schwerwiegender oder lebensbedrohlicher Komplikationen nimmt ab, wenn Sie den Behandlungsvorschriften Ihres Arztes folgen und sich regelmäßig untersuchen lassen.

WICHTIGES AUF EINEN BLICK

- Zwischen 15 und 20 Prozent aller Deutschen leiden an Bluthochdruck.
- Bluthochdruck bleibt oft unerkannt.
- Die Behandlung des Bluthochdrucks rettet Leben.

Blutdruck – was ist das?

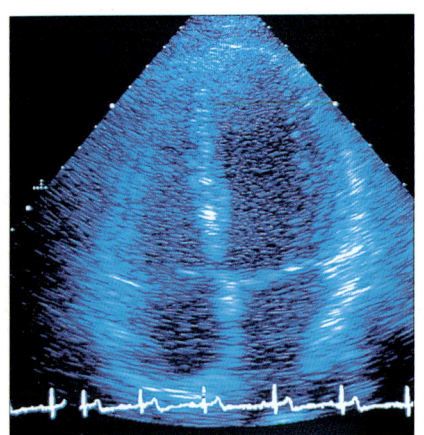

A̱ls Blutdruck bezeichnet man den Druck, der in den großen Blutgefäßen herrscht, während Ihr Herz Blut durch Ihren Körper pumpt. Im Allgemeinen leben Sie auf lange Sicht umso gesünder, je niedriger Ihr Blutdruck ist (außer in einigen seltenen Fällen, wo ein übermäßig niedriger Blutdruck auf einer Erkrankung beruht).

ECHOKARDIOGRAMM
Dieses Echokardiogramm zeigt das Herz. Es lässt Größe und Form der Herzkammern und -klappen, die Bewegung der muskulösen Herzkammerwände und das Öffnen und Schließen der vier Herzklappen erkennen.

DER BLUTKREISLAUF

Das Blut wird in der Lunge mit Sauerstoff aus der Atemluft angereichert. Dieses sauerstoffreiche (oxygenierte) Blut gelangt ins Herz und wird von dort durch die Blutgefäße, die so genannten Arterien, in alle Teile des Körpers gepumpt. Die größeren Gefäße verzweigen sich in immer kleinere, bis sie schließlich ein feines Netz von Haargefäßen oder Kapillaren bilden. Durch dieses Netz aus Arterien, Arteriolen und Kapillaren erreicht das Blut alle Körperzellen und versorgt sie mit Sauerstoff, den sie als Energiequelle nutzen. Danach kehrt das nun sauerstoffarme (desoxygenierte) Blut durch die Ve-

Die Phasen des Herzschlags

Der Herzschlag lässt sich in drei Abschnitte unterteilen: Diastole, Vorhofsystole und Kammersystole. Der Ablauf dieser drei Phasen muss genau beibehalten werden, egal wie langsam oder schnell das Herz schlägt.

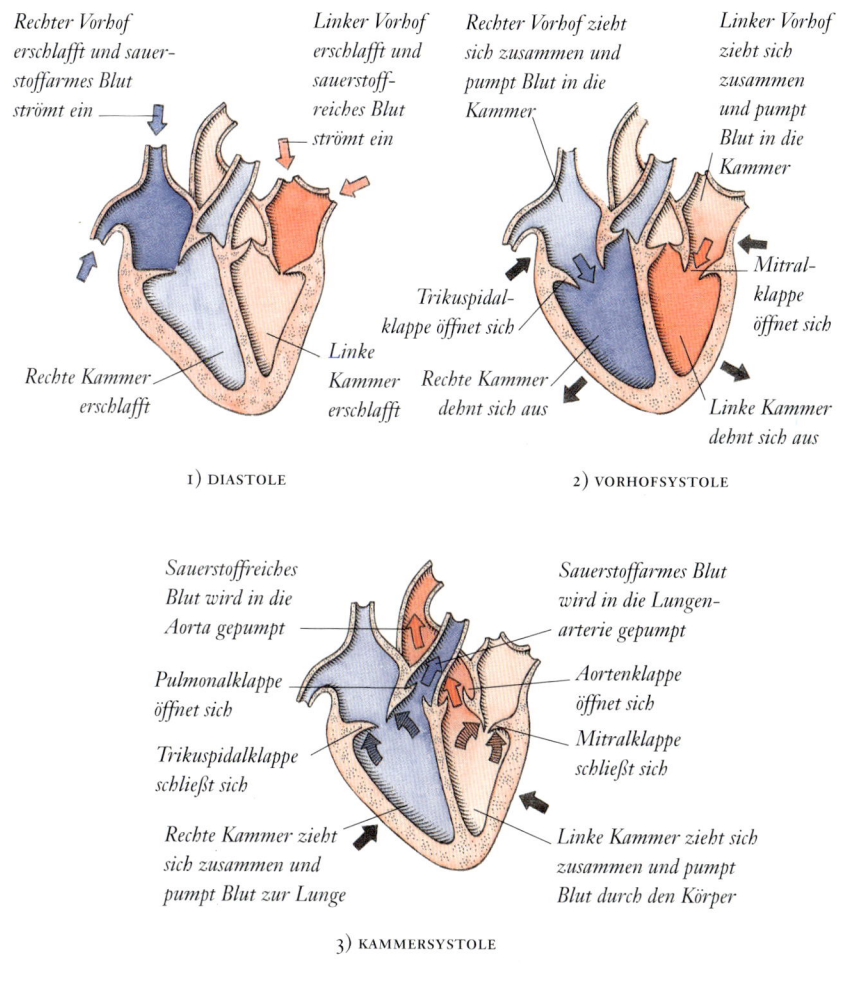

Rechter Vorhof erschlafft und sauerstoffarmes Blut strömt ein

Linker Vorhof erschlafft und sauerstoffreiches Blut strömt ein

Rechter Vorhof zieht sich zusammen und pumpt Blut in die Kammer

Linker Vorhof zieht sich zusammen und pumpt Blut in die Kammer

Trikuspidalklappe öffnet sich

Mitralklappe öffnet sich

Rechte Kammer erschlafft

Linke Kammer erschlafft

Rechte Kammer dehnt sich aus

Linke Kammer dehnt sich aus

1) DIASTOLE

2) VORHOFSYSTOLE

Sauerstoffreiches Blut wird in die Aorta gepumpt

Sauerstoffarmes Blut wird in die Lungenarterie gepumpt

Pulmonalklappe öffnet sich

Aortenklappe öffnet sich

Trikuspidalklappe schließt sich

Mitralklappe schließt sich

Rechte Kammer zieht sich zusammen und pumpt Blut zur Lunge

Linke Kammer zieht sich zusammen und pumpt Blut durch den Körper

3) KAMMERSYSTOLE

11

nen zum Herzen zurück, um von dort wiederum zur Sauerstoffaufnahme in die Lunge gepumpt zu werden.

Bei jedem Herzschlag zieht sich der Herzmuskel zusammen, um Blut durch den Körper zu pumpen. Der so erzeugte Druck erreicht während der Kontraktion seinen höchsten Punkt, den systolischen Blutdruck (oberer Wert). Danach erschlafft der Herzmuskel wieder und der Druck erreicht seinen als diastolischen Blutruck bezeichneten Tiefpunkt (unterer Wert). Bei einer Blutdruckuntersuchung werden sowohl systolischer als auch diastolischer Blutdruck gemessen.

Eine Abgrenzung zwischen »normalem« und »abweichendem« Blutdruck ist nicht einfach. Der beste Anhaltspunkt ist derjenige Blutdruckwert, oberhalb dessen sich eine Behandlung als nützlich erwiesen hat.

BLUTDRUCK MESSEN

Bei den meisten von Ihnen wurde schon einmal der Blutdruck gemessen, sei es im Krankenhaus, beim Hausarzt oder bei den Vorsorgeuntersuchungen für Schwangere. Vielleicht haben Sie ihn in einer Apotheke überprüfen lassen oder Sie besitzen ein eigenes Blutdruckmessgerät und messen Ihren Blutdruck selbst.

Ideal wäre es allerdings, wenn Sie den tatsächlich vorherrschenden Druck im Innern der Arterien messen lassen würden, doch dafür muss der Arzt einen Katheter einführen. Diese Methode ist sehr aufwendig und als Routinemaßnahme kaum einsetzbar. Der Druck, der im Gefäßsystem herrscht, lässt sich jedoch durch eine unblutige Maßnahme sehr gut einschätzen.

Der Arzt legt Ihnen eine aufblasbare Gummimanschette – Teil des Sphygmomanometers – um Ihren Oberarm und bläst sie mit einer Handpumpe auf, um

Sphygmomanometer

Das Sphygmomanometer wird am häufigsten zur Blutdruckmessung verwendet. Es besteht aus einer aufblasbaren Manschette, die an eine mit Quecksilber gefüllte Röhre angeschlossen ist. Es gibt den Blutdruck in Millimeter Quecksilbersäule (mmHg) an.

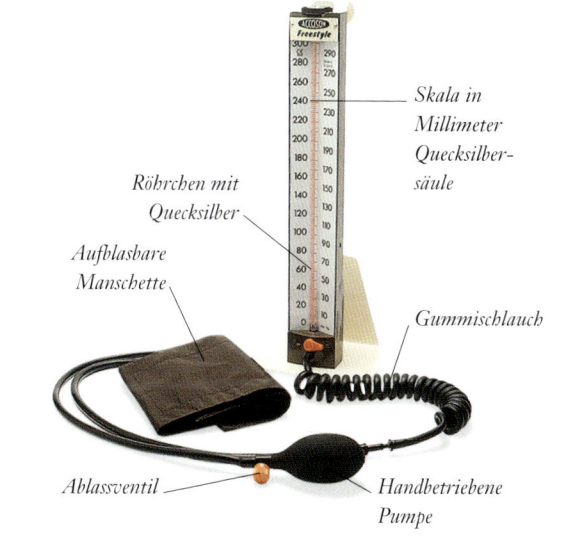

Skala in Millimeter Quecksilbersäule

Röhrchen mit Quecksilber

Aufblasbare Manschette

Gummischlauch

Ablassventil

Handbetriebene Pumpe

den Blutfluss durch Ihren Arm kurzzeitig zu unterbinden. Während anschließend die Luft langsam abgelassen wird und der Blutfluss durch Ihren Arm wieder einsetzt, hört der Arzt mit einem Hörrohr (Stethoskop), das er direkt unterhalb der Manschette über einer Arterie platziert, die dabei auftretenden Geräusche ab.

Solange der Druck in der Manschette zwischen systolischem und diastolischem Blutdruck liegt, fließt das Blut nur während eines Teilabschnitts jedes Herzschlags durch die Arterie und verursacht so die Geräusche. Der beim ersten Einsetzen der Geräusche in der Manschette erzeugte Druck entspricht dem systolischen Blutdruck. Das Verschwinden der Geräusche markiert den diastolischen Druck, also denjenigen Blutdruck, der während der Erschlaffung des Herzmuskels vorliegt.

Diese Geräusche kommen durch Turbulenzen im Blutstrom innerhalb der Arterie in Ihrer Armbeuge zu Stande. Sie werden nach dem russischen Militärchirurgen Nikolai Korotkoff, der 1905 als erster ein System zum Abhören dieses akustischen Phänomens erfand, Korotkoff-Geräusche genannt.

An einer Quecksilbersäule, die mit der Manschette verbunden ist, können die beiden Blutdruckwerte abgelesen werden. Der in der Manschette aufgebaute Druck wird deshalb in Millimeter Quecksilbersäule (mmHg) gemessen. Der Wert entspricht der Höhe, bis zu der das Quecksilber in dem Glasröhrchen aufsteigt.

Da es sich bei dieser Methode um eine indirekte Messung handelt, ist sie nicht ganz genau. Manchmal fällt sie höher aus, besonders bei Menschen mit dicken Oberarmen. Wenn der Umfang Ihres Oberarms mehr als etwa 35 Zentimeter beträgt, kann die Manschette den Blutfluss nicht ausreichend unterbinden, so fällt das Messergebnis zu hoch aus. Über die Jahre hat sich aber herausgestellt, dass diese indirekte Blutdruckmessung dennoch ein geeignetes Mittel ist, um das Infarkt- und Schlaganfallrisiko eines Menschen einzuschätzen.

In letzter Zeit kommen für die Blutdruckmessung verstärkt kleine, elektronische Tischgeräte ohne Quecksilbersäule zum Einsatz. Leider sind viele dieser neuen Blutdruckmessgeräte ziemlich ungenau. Obwohl diese Geräte ohne Quecksilbersäule arbeiten, geben sie den Blutdruck dennoch in Millimeter Hg an, um die Befunde mit denen des Quecksilbersäulen-Systems (dem so genannten Goldstandard) vergleichbar zu machen. Welches System für die Messung Ihres Blutdrucks verwendet wird, spielt keine große Rolle, die Vorgehensweise ist im Grunde immer die gleiche.

Meist werden Sie gebeten, sich zu setzen und die Manschette wird in etwa auf Herzhöhe um Ihren Oberarm gelegt. Sie sollten dabei möglichst entspannt sein und Ihren Ellenbogen abstützen – die Anstrengung, den Arm hochhalten zu müssen, könnte zu einem fälschlicherweise erhöhten Ergebnis führen.

Der Blutdruck unterliegt immensen Schwankungen und der Ihre könnte immer dann steigen, wenn Sie sich aufregen oder unter Stress stehen. Versuchen Sie sich also während der Messung so weit wie möglich zu entspannen. Ihr Arzt oder die Sprechstundenhilfe wird die erste Messung zumeist als groben Anhaltspunkt nehmen und eine zweite durchführen, die das tatsächliche Ergebnis liefert. Wenn sich Ihr Blutdruck zwischen erster und zweiter Messung eindeutig gesenkt hat, wird eventuell eine dritte oder auch vierte Untersuchung einige Tage oder Wochen später notwendig. Dies ist besonders wichtig, wenn das Ergebnis der ersten oder zweiten Messung nur leicht über dem Normalwert liegt. Es gibt Hinweise darauf, dass der Blutdruck in den meisten Fällen bei der vierten Untersuchung »absackt« und daraufhin nicht wesentlich weiter abnimmt; es gibt aber auch Ausnahmen von der Regel.

BLUTDRUCK MESSEN
Der Arzt misst systolischen und diastolischen Blutdruck mit Hilfe eines Sphygmomanometers.

Von wenigen Ausnahmen abgesehen, ist der Blutdruck in beiden Armen gleich hoch. Die Wahl der Seite kann sich deshalb nach den praktischen Gegebenheiten richten. Ist der Umfang Ihres Oberarms überdurchschnittlich stark (mehr als 35 cm), muss eine größere Manschette verwendet werden, ansonsten sind die Werte eventuell überhöht. Etwa 15 Prozent aller, die an Hochdruck leiden, haben einen Oberarmumfang von über 35 Zentimeter, so dass die korrekte Manschettengröße enorm an Bedeutung gewinnt.

Obwohl Sie zum Blutdruckmessen normalerweise nicht aufstehen müssen, so wird der Blutdruck doch gelegentlich im Stehen gemessen, z. B. bei Diabetikern und älteren Menschen sowie bei jenen Menschen, denen beim Aufstehen schwindlig oder schwarz vor Augen wird. Normalerweise zeigt sich kein wesentlicher Unterschied zwischen dem Druck, der im Sitzen oder Stehen gemessen wird. In manchen Fällen, z. B. bei Diabetes, kann das Aufstehen jedoch einen kurzzeitigen, eventuell mit Schwindel verbundenen Blutdruckabfall verursachen. Die Fachleute sprechen dann von orthostatischer Hypotonie.

SYSTOLISCHER BLUTDRUCK

Wie bereits erwähnt, wird durch eine Blutdruckmessung sowohl der höchste (systolische) als auch der niedrigste (diastolische) Druck in Ihrem Kreislauf erfasst – das Ergebnis besteht also aus zwei Werten. Der Blutdruck wird meistens als systolischer/diastolischer Wert angegeben, z. B. 140/94 mmHg (Millimeter Quecksilbersäule).

Die relative Bedeutung von systolischem und diastolischem Blutdruckwert wurde intensiv erforscht. Im Gegensatz zur landläufigen Meinung ist ab einem Alter von

Den Blutdruck ablesen

Bei der Blutdruckmessung werden zwei Werte erhoben. Der höhere Wert entspricht dem systolischen, der niedrigere dem diastolischen Blutdruck.

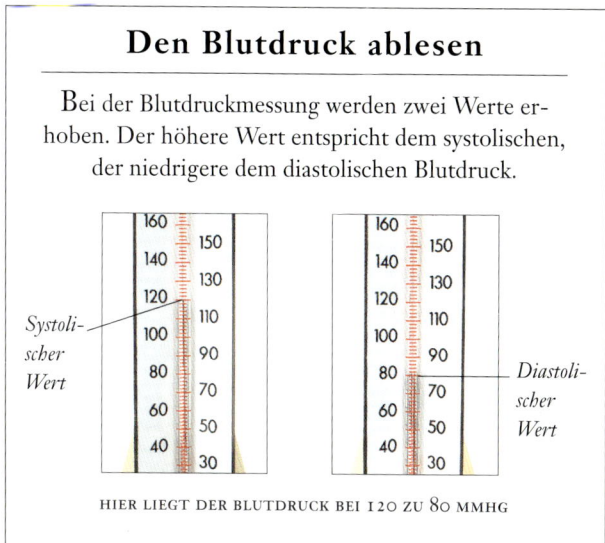

Systolischer Wert

Diastolischer Wert

HIER LIEGT DER BLUTDRUCK BEI 120 ZU 80 MMHG

40 Jahren der systolische Wert im Hinblick auf das Risiko, am Herzen zu erkranken, der wichtigere. Allerdings schwankt der systolische Blutdruck bei allen und insbesondere bei älteren Menschen beträchtlich.

Die Bedeutung des systolischen Blutdrucks wurde erst kürzlich durch zwei überzeugende Studien belegt, in denen der therapeutische Nutzen einer Senkung des systolischen Blutdrucks bei Betroffenen mit normalen diastolischen Werten nachgewiesen wurde. Der Fachausdruck für diesen Zustand lautet isolierte systolische Hypertonie (ISH). Sie betrifft vorwiegend Menschen über 65 Jahren und birgt, bleibt sie unbehandelt, ein hohes Risiko, am Herzen zu erkranken oder einen Schlaganfall zu erleiden. Im Allgemeinen ist ein möglichst niedriger Blutdruck wünschenswert. Ziel einer Hochdruckbehandlung ist, alle Risikofaktoren für Herz-Kreislauf-Erkrankungen wie Rauchen, hohe Cholesterinspiegel usw. einzuschränken und den Blutdruck möglichst unter 140/90 mmHg zu halten.

»PRAXIS-HYPERTONIE«

Von »Praxis-« oder »Weißkittel-Hypertonie« spricht man bei Menschen, deren Blutdruck nur dann erhöht ist, wenn sie einen Arzt aufsuchen. In den letzten Jahren ist es möglich geworden, den Blutdruck über einen Zeitraum von 24 Stunden mit Hilfe eines automatischen Aufzeichnungsgeräts zu verfolgen. Hierbei hat sich gezeigt, dass der Blutdruck vieler innerhalb einer Stunde, nachdem sie die Praxis oder das Krankenhaus verlassen haben, wieder auf normale Höhe zurückgeht – daher der Ausdruck »Praxis-Hypertonie«. Sie kann durch eine ambulante 24-Stunden-Blutdruckmessung (ABDM) nachgewiesen werden.

Die Bedeutung der »Praxis-Hypertonie« bleibt unklar. Aber vieles weist darauf hin, dass bei diesem Zustand die Gesundheit in Gefahr ist und dass die Betroffenen im Vergleich zur Normalbevölkerung häufiger ein vergrößertes Herz haben. Des Weiteren ist es möglich, dass bei ihnen innerhalb von fünf Jahren ein andauernder Bluthochdruck entsteht und eine blutdrucksenkende Behandlung nötig wird.

Menschen mit einer »Praxis-Hypertonie« müssen zwar nicht sofort behandelt werden, sollten jedoch ihren Blutdruck alle sechs bis zwölf Monate messen lassen.

Auch bei vielen Menschen mit »echtem« Bluthochdruck kommt dieser »Praxiseffekt« zum Tragen. Außerhalb der Praxis oder des Krankenhauses sind ihre Blutdruckwerte wesentlich niedriger, was der behandelnde Arzt bei der Dosierung der blutdrucksenkenden Medikamente berücksichtigen muss.

▨▨▨ BLUTDRUCK ZU HAUSE MESSEN ▨▨▨

Wenn Ihr Blutdruck auch außerhalb von Arztpraxis oder Klinik gemessen werden muss, gibt es verschiedene Möglichkeiten:

● Sie bekommen ein herkömmliches Quecksilber-Manometer sowie ein Stethoskop und lernen damit Ihren Blutdruck zu messen. Diese Möglichkeit kann unbefriedigend und etwas umständlich sein.

● Ein Angehöriger führt die Messung durch; dies kann nützliche Informationen liefern.

● Vielleicht rät man Ihnen zum Kauf eines der neueren, relativ preisgünstigen elektronischen Blutdruckmessgeräte, obwohl viele nicht besonders genau sind. Sie sollten einfach zu bedienen, gut ablesbar, preiswert und tragbar sein. Sie müssen lediglich die Manschette um Ihren Arm legen und auf einen Knopf drücken. Sie können so viele Messungen vornehmen wie nötig und die Werte notieren. Ihr Arzt kann daraus wertvolle Informationen entnehmen, vorausgesetzt das Gerät arbeitet zuverlässig. Wenn Sie ein solches einfaches Tischgerät kaufen, sollten Sie es bei einem Arztbesuch mitnehmen, damit es kurz auf seine Genauigkeit im Vergleich zum Quecksilber-Goldstandard überprüft werden kann.

● Vielleicht stattet Ihr Arzt Sie mit einer Vorrichtung für eine automatische ambulante 24-Stunden-Blutdruckmessung (ABDM) aus.

SELBST MESSEN
Sie können ein herkömmliches Blutdruckmessgerät verwenden, um Ihren Blutdruck zu Hause zu messen. Einen korrekten Wert zu erhalten, ist jedoch nicht immer einfach.

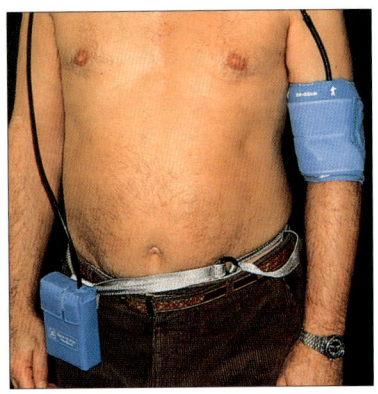

Heute stehen verschiedene zuverlässige und genaue Systeme zur Verfügung, die für eine halbstündliche Messung des Blutdrucks über einen Zeitraum von 24 Stunden programmiert werden können. Es mag überraschen, aber der Einsatz dieser Geräte führt bei Nacht nur selten zu Schlafstörungen. Die Aussagekraft der ambulanten 24-Stunden-Blutdruckmessung bleibt zwar etwas umstritten, mit ihrer Hilfe kann der Arzt jedoch genau bestimmen, ob eine »Praxis-Hypertonie« vorliegt.

24-STUNDEN-MESSUNG
Um Blutdruckmessungen zu wiederholen, kann Tag und Nacht ein mobiles Aufzeichnungsgerät getragen werden.

WICHTIGES AUF EINEN BLICK

- Bluthochdruck entsteht durch eine Verengung der kleinen Arteriolen in allen Geweben.

- Der Druck, der bei der Kontraktion des Herzens in den größeren Blutgefäßen herrscht, ist der systolische Blutdruck.

- Der Druck, der während der Erschlaffung des Herzmuskels zwischen zwei Schlägen herrscht, heißt diastolischer Blutdruck.

- Es ist wichtig, dass Sie ganz entspannt sind, wenn Ihr Blutdruck gemessen wird.

- Der systolische Blutdruckwert ist mindestens genauso wichtig wie der diastolische.

- Außerhalb der Arztpraxis oder Klinik kann ein automatisches Messsystem eingesetzt werden.

Was ist Bluthochdruck?

Sie leiden an Bluthochdruck, wenn Ihre Blutdruckwerte ständig höher sind als 160/90 mmHg. Allgemein gesagt: Je niedriger Ihr Blutdruck, desto besser. Bei Werten zwischen 140/90 und 160/90 mmHg besteht eine »Grenzwert-Hypertonie«.

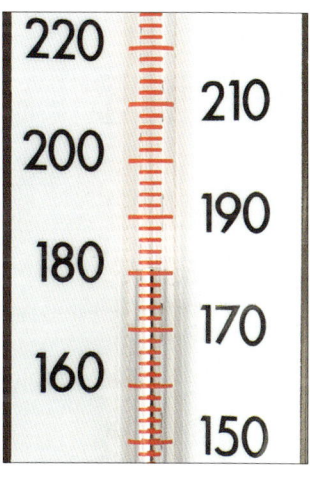

Die Höhe des Blutdrucks ermöglicht eine erstaunlich genaue Vorhersage der Lebenserwartung: je höher er ist, desto größer das Risiko krank zu werden. Selbst Menschen, deren Blutdruckwerte dem Bevölkerungsdurchschnitt entsprechen, leiden häufiger an Herzerkrankungen als Menschen mit unterdurchschnittlichen Werten. Deshalb ist es so schwierig zu definieren, ab welcher Höhe von Bluthochdruck die Rede sein soll. Bluthochdruck lässt sich vielleicht am besten so definieren: »Die Blutdruckhöhe, ab der eine blutdrucksenkende Behandlung mehr Nutzen als Schaden bringt«. Denn jede medikamentöse Behandlung hat auch Nebenwirkungen.

Wenn Ihr Blutdruck regelmäßig 160/90 mmHg übersteigt und weitere Risikofaktoren wie hohe Cholesterinwerte, Rauchen und Herzkrankheiten in der Familie

EIN HOHER WERT
Wenn auf der Blutdruckskala ein Wert von über 160/90 mmHg abgelesen werden kann, leiden Sie nach gängiger Auffassung an Bluthochdruck.

vorliegen, profitieren Sie wahrscheinlich von einer blutdrucksenkenden Behandlung erheblich. (Mehr darüber ab Seite 46.)

Andererseits bringt bei jungen Menschen, die nur einen leicht erhöhten Blutdruck und keine weiteren Risikofaktoren aufweisen, eine Behandlung mit blutdrucksenkenden Medikamenten wenig und kann zunächst unterbleiben, wenn in etwa halbjährlichem Abstand Vorsorgeuntersuchungen durchgeführt werden.

Zuweilen wird Bluthochdruck als »heimlicher Killer« bezeichnet, weil er sich erst in einem weit fortgeschrittenen Stadium mit Symptomen bemerkbar macht. Sie können Ihren eigenen Blutdruck nicht fühlen. Nur mit einem Blutdruckmessgerät (siehe S. 12) ist eine genaue Bestimmung Ihres Blutdrucks möglich.

Da Bluthochdruck keine Symptome hervorruft, bis die ersten Komplikationen zu Tage treten, bleibt er bei etwa der Hälfte der Betroffenen unerkannt.

DIE FOLGEN DES HOCHDRUCKS

Stellen Sie sich die Blutgefäße als Gummischläuche vor, die Ihr Blut Tag und Nacht dorthin befördern, wo es gebraucht wird. Die Arterien, die das Blut von den Herzkammern fortleiten, müssen dem hohen Druck, der dabei entsteht, standhalten. Bleibt ein erhöhter Blutdruck über viele Jahre unbehandelt, werden die Gefäße geschädigt. Die Oberfläche der Gefäßinnenwände wird rauer und dicker, schließlich verengen sich die Arterien und ihre Flexibilität nimmt ab. Diese Gefäßerkrankung heißt Arteriosklerose. Wird eine Arterie zu eng, kommt es zu vermindertem Blutfluss. Der von dieser Arterie versorgte Teil des Körpers erleidet einen Mangel an Blut und damit an lebensnotwendigem Sauerstoff. Mit fortschrei-

Wie verändern sich geschädigte Blutgefäße?

Schäden an der Oberfläche der inneren Blutgefäßwände führen eventuell zur Bildung von Blutgerinnseln (Thrombose), die den Blutfluss durch das betroffene Gefäß behindern.

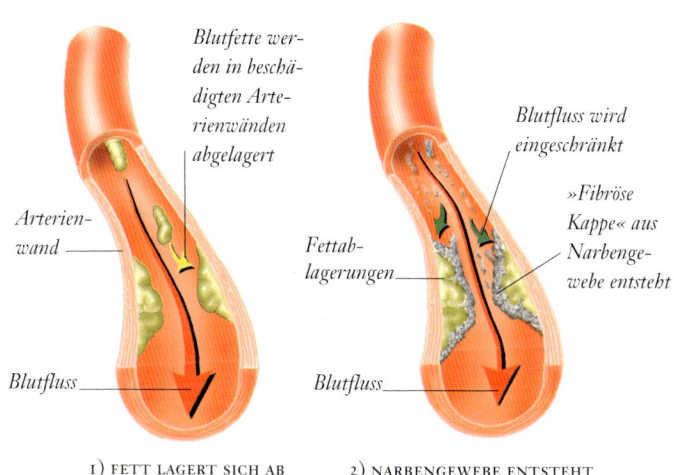

Blutfette werden in beschädigten Arterienwänden abgelagert

Arterienwand

Blutfluss

Fettablagerungen

Blutfluss wird eingeschränkt

»Fibröse Kappe« aus Narbengewebe entsteht

Blutfluss

1) FETT LAGERT SICH AB

2) NARBENGEWEBE ENTSTEHT

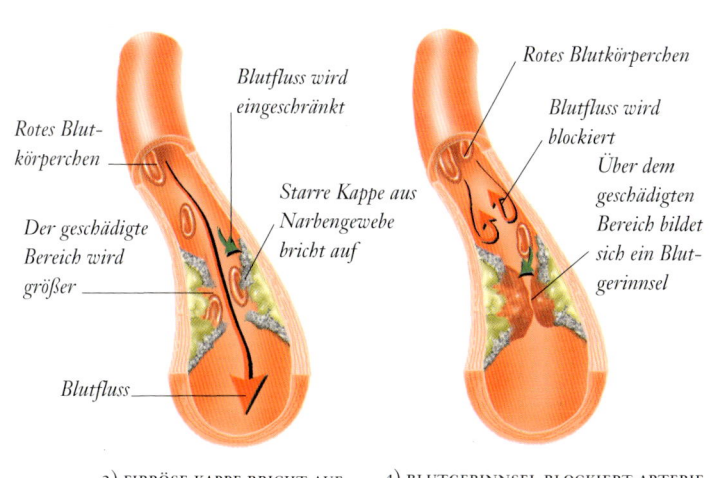

Rotes Blutkörperchen

Blutfluss wird eingeschränkt

Der geschädigte Bereich wird größer

Starre Kappe aus Narbengewebe bricht auf

Blutfluss

Rotes Blutkörperchen

Blutfluss wird blockiert

Über dem geschädigten Bereich bildet sich ein Blutgerinnsel

3) FIBRÖSE KAPPE BRICHT AUF

4) BLUTGERINNSEL BLOCKIERT ARTERIE

Risikofaktoren für koronare Herzkrankheit

Mehrere Faktoren haben Einfluss auf das Risiko, an koronarer Herzkrankheit (KHK) zu erkranken. Je mehr Risikofaktoren bei Ihnen aufeinander treffen, desto größer ist Ihr KHK-Risiko.

BHD = BLUTHOCHDRUCK

HBC = HOHER CHOLESTERIN-
GEHALT IM BLUT

STEIGENDES KHK-RISIKO →

						BEWE-GUNGS-MANGEL
					STRESS	STRESS
				ÜBER-GEWICHT	ÜBER-GEWICHT	ÜBER-GEWICHT
			DIABETES	DIABETES	DIABETES	DIABETES
		BHD	BHD	BHD	BHD	BHD
	HBC	HBC	HBC	HBC	HBC	HBC
RAUCHEN	RAUCHEN	RAUCHEN	RAUCHEN	RAUCHEN	RAUCHEN	RAUCHEN

RISIKOFAKTOREN →

tender Verengung der Arterien können sich Blutgerinnsel bilden (Thrombose), die ein Gefäß unter Umständen vollständig blockieren. Das Gewebe, das von dieser Arterie versorgt wird, stirbt ab. Sind Herz oder Gehirn betroffen, liegt ein Infarkt vor.

WEITERE RISIKOFAKTOREN

Ziel der regelmäßigen Blutdruckmessungen und der gezielten Behandlung des Bluthochdrucks ist, den genannten Problemen vorzubeugen, die Folge eines langjährig bestehenden Bluthochdrucks sein können. Rauchen und ein hoher Cholesterinspiegel erhöhen das Risiko, dass weitere Komplikationen auftreten. Zigarettenrauchen schädigt die Blutgefäße in ähnlicher Weise wie Bluthochdruck: die Gefäße verengen sich, ihre Innenwände werden dicker und rauer. Zu viel Cholesterin im Blut führt zu Fettablagerungen in der Auskleidung der Arterienwände, so genannte Atherome entstehen, die zur weiteren Gefäßverengung beitragen. Einen zu niedrigen Cholesterinspiegel gibt es nicht und eine cholesterinsenkende Behandlung rettet Leben.

Ein weiterer Risikofaktor, der bei der Entstehung von Herz-Kreislauf-Erkrankungen eine Rolle spielt, ist die Zuckerkrankheit (Diabetes mellitus), an der 5 bis 7 Prozent der Bevölkerung in Deutschland leiden. Hohe Blutzuckerspiegel schädigen die Arterien in ähnlicher Weise wie Bluthochdruck.

Schwarzmalerei ist jedoch nicht angebracht, denn durch Blutdruckmessungen kann Bluthochdruck entdeckt und daraufhin wirksam behandelt werden, so dass Ihr Herzerkrankungs- und Schlaganfallrisiko zurückgeht. Dabei kommt es weniger auf den Schweregrad der Hypertonie zum Zeitpunkt der Feststellung an als vielmehr darauf, wie gut der Bluthochdruck in den folgenden Jahren unter Kontrolle gebracht werden kann.

Eine erfolgreich behandelte schwere Hypertonie hat weniger Folgen als eine unzureichend oder gar nicht behandelte leichte Erhöhung des Blutdrucks.

Langzeitwirkungen von Bluthochdruck

Bluthochdruck kann zahlreiche ernste Langzeitfolgen nach sich ziehen, doch mit einer wirksamen blutdrucksenkenden Behandlung lässt sich all diesen Komplikationen vorbeugen.

● Der Herzmuskel ist auf eine eigene Blutversorgung durch die Herzkranzgefäße oder Koronararterien angewiesen. Verengen sich diese Arterien, gelangt nicht genug Blut zum Herzen. Muss das Herz über das Normalmaß hinaus arbeiten, z. B. beim schnellen Treppensteigen, bekommt der Herzmuskel zu wenig Blut und Sauerstoff (myokardiale Ischämie). Schmerzhafte Beschwerden im Brustkorb, die so genannte Angina pectoris, sind die Folge.

● Bildet sich innerhalb einer verengten Koronararterie ein Blutgerinnsel und blockiert sie diese (Koronarthrombose), stirbt das von diesem Gefäß versorgte Herzgewebe ab. Ein Herz- oder Myokardinfarkt liegt vor.

● Während die Arterien im Lauf der Jahre immer enger und unelastischer werden, muss das Herz seine Pumpleistung steigern, um den Körper ausreichend mit Blut zu versorgen. Diese Belastung schädigt das Herz und senkt seine Leistungsfähigkeit. Es kommt zu Atembeschwerden, verbunden mit einer Ansammlung von Flüssigkeit in der Lunge. Eine kongestive oder Stauungsherzinsuffizienz entsteht.

● Die Verengung einer Arterie, die Blut und somit Sauerstoff zum Gehirn führt, kann einen vorübergehenden Funktionsausfall der Hirnteile verursachen, die von diesem Gefäß versorgt werden; der Fachausdruck für dieses Phänomen lautet transiente ischämische Attacke (TIA). Ein bleibender Arterienverschluss, bedingt durch ein Blutgerinnsel, führt zum Absterben des betroffenen Hirngewebes und äußert sich als Schlaganfall.

● Kleinere Blutgefäße in den Beinen können Schaden nehmen, was zu mangelnder Blutversorgung der Füße und Wadenschmerzen beim Gehen führt.

● Sind Blutgefäße betroffen, die die Niere versorgen, kann mit der Zeit ein Nierenschaden entstehen. Daher gehört eine Überprüfung der Nierenfunktion zu den regelmäßigen Vorsorgeuntersuchungen, die allen Menschen mit Bluthochdruck empfohlen werden.

● Die kleinen Blutgefäße in den Augen können ebenfalls in Mitleidenschaft gezogen werden, auch wenn dies oft erst auffällt, wenn bereits starke Schäden eingetreten sind. Starker Bluthochdruck führt in seltenen Fällen zu Blutungen und Schäden in der Netzhaut. Diese Form der Hochdruckerkrankung wird zwar maligne Hypertonie genannt, die Behandlungsaussichten sind jedoch sehr gut.

WICHTIGES AUF EINEN BLICK

* Bluthochdruck stellt einen der drei wichtigsten Risikofaktoren für Herzinfarkt und Schlaganfall dar.

* Weitere Risikofaktoren sind Rauchen und ein hoher Cholesterinspiegel im Blut.

* Blutdrucksenkung (und Cholesterinsenkung) rettet Leben.

Was verursacht Bluthochdruck?

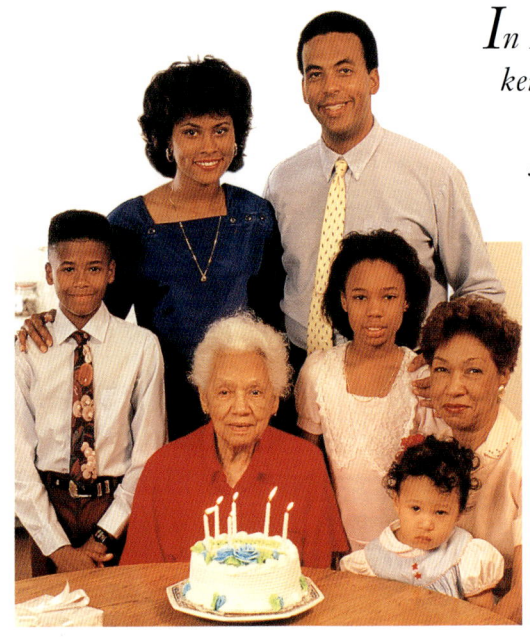

IN DER FAMILIE
Genetische Faktoren können Ihr Bluthochdruckrisiko erhöhen. Menschen afro-karibischer Abstammung erkranken häufiger an Hypertonie.

In 95 Prozent der Fälle gibt es keine spezifische Ursache für Bluthochdruck; Fachleute sprechen dann von primärer oder essentieller Hypertonie. Die restlichen fünf Prozent der Betroffenen leiden an einer Erkrankung der Nieren oder Nebennieren, diese Form heißt sekundäre Hypertonie.

Verschiedene Faktoren tragen zur Entwicklung des Bluthochdrucks bei. Die Erbanlagen spielen eine Rolle, das heißt, hoher Blutdruck kann »in der Familie liegen«. Der Blutdruck steigt tendenziell mit zunehmendem Alter an, was teilweise auf altersbedingten Veränderungen der Lebensweise beruht, z. B. Gewichtzunahme und Bewegungsmangel. Diese Blutdruckerhöhung ist umso stärker ausgeprägt, je mehr Salz Sie mit der Nahrung aufnehmen.

Die ethnische Abstammung nimmt ebenfalls Einfluss, wobei die in den westlichen Industrieländern lebenden Menschen afro-karibischer Abstammung häufiger betroffen sind als Weiße, was möglicherweise auf Unterschiede im Salzhaushalt des Körpers beruht. Migrationsstudien haben jedoch gezeigt, dass trotz der Beteiligung ethnischer Faktoren Ernährung und Lebensweise die wichtigeren Einflussgrößen sind. Das Risiko, an Bluthochdruck zu erkranken, ist in den Überflussgesellschaften höher als in ärmeren Ländern.

Der Blutdruck ändert sich im Lauf des Tages und steigt bei Belastung infolge des beschleunigten Herzschlags. Dennoch liegt der Blutdruck körperlich trainierter Menschen in Ruhe niedriger als bei Untrainierten. Während Sie schlafen oder ruhen, ist Ihr Blutdruck vergleichsweise niedrig. Die Diagnose Bluthochdruck kann sich nicht nur auf eine einmalige Messung stützen – dafür sollten zwei von drei zu verschiedenen Zeitpunkten innerhalb von wenigstens zwei Monaten gemessenen Werte einen Blutdruck über 160/90 mmHg ausweisen. Idealerweise sitzen Sie beim Blutdruckmessen möglichst bequem und entspannt. Gefährlich hohe Druckwerte oder besondere Umstände – wenn Sie z. B. schwanger sind – können Notfallmaßnahmen erfordern.

DER BLUTDRUCK-REGELKREIS

Zwei Körpersysteme sind an der Aufrechterhaltung eines möglichst unter allen Bedingungen normalen Blutdrucks beteiligt. Eines ist das sympathische Nervensystem, das die Hormone Adrenalin und Noradrenalin freisetzt; diese bewirken eine Erweiterung (Vasodilatation) bzw. Verengung (Vasokonstriktion) der Blutgefäße, je nachdem welche Körperteile gerade funktionsbereit

Verengte und erweiterte Arterien

Bei Stress verengen sich die Arterien in unwichtigeren Körperregionen – der Blutdruck steigt. Arterien, die lebenswichtige Organe versorgen, erweitern sich.

Blutfluss ist normal   *Verengte Gefäße behindern den Blutfluss*   *Erweiterte Gefäße erleichtern den Blutfluss*

NORMALES BLUTGEFÄSS   VERENGTES BLUTGEFÄSS   ERWEITERTES BLUTGEFÄSS

sein müssen. So können Sie in Krisensituationen Ihre körperlichen Reserven konzentriert dort einsetzen, wo sie unbedingt gebraucht werden. Weniger dringende Aufgaben, z. B. die Verdauung, werden unter deren Einfluss zurückgestellt, damit Sie Ihre ganze Kraft in »Kampf oder Flucht« investieren können. Unseren prähistorischen Vorfahren half diese Körperreaktion, den vielfältigen Gefahren ihrer Umwelt entgegenzutreten; heute wird diese Reaktion jedoch weit häufiger durch emotionalen bzw. psychischen Stress ausgelöst. Da sich die kleinen Blutgefäße bei Stress verengen, könnte er bei der Entstehung von Hypertonie eine Rolle spielen. Das vegetative System lässt sich medikamentös, z. B. mit Betablockern wie Atenolol, beeinflussen.

Dem anderen wichtigen System liegt das Hormon Renin zu Grunde, das von den Nieren gebildet wird und das Enzym Angiotensin II aktiviert. Angiotensin II bewirkt eine Verengung (Konstriktion) der Blutgefäße. Medikamente, die Angiotensin blockieren, die so genannten ACE-Hemmer (z. B. Enalapril), werden zur Blutdrucksenkung eingesetzt. Angiotensin stimuliert außerdem die Freisetzung des Hormons Aldosteron aus den Nebennieren, welches zu einer Salz- und Wasserretention durch die Nieren führt und den Blutdruck weiter erhöhen kann.

Die Wände der kleinen Blutgefäße, auch Arteriolen genannt, besitzen glatte Muskelzellen, die sich bei steigender Calcium-(Ca-)Konzentration zusammenziehen. Bei Menschen mit Hochdruck liegen die Ca-Konzentrationen in den glatten Muskelzellen über dem Normalbereich; der Grund dafür ist noch unbekannt. Vermutlich führt dieser Anstieg der Ca-Konzentration zu einer Ver-

Wirkungsweise von ACE-Hemmern

ACE-Hemmer blockieren ein Enzym im Blut, das Angiotensin I in das gefäßverengende Angiotensin II umwandelt und halten auf diese Weise die Blutgefäße erweitert.

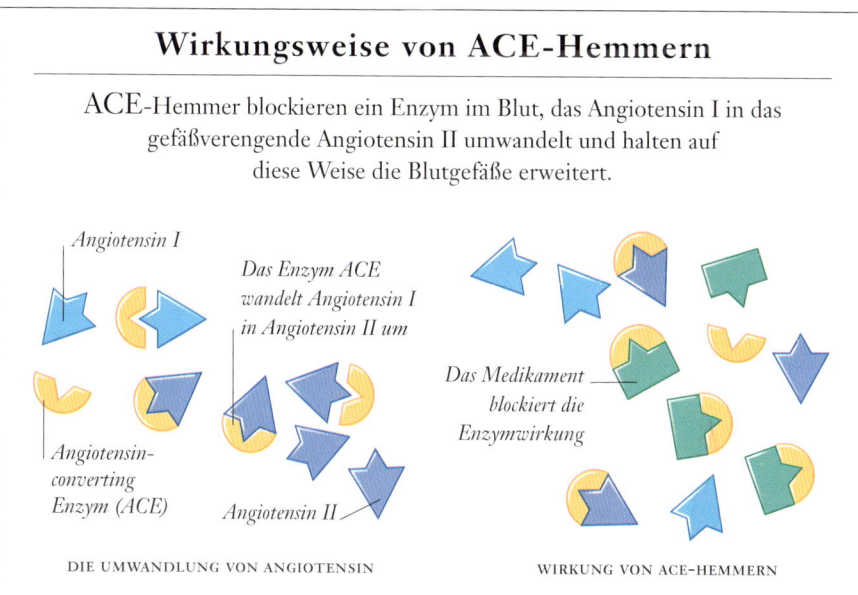

Angiotensin I

Das Enzym ACE wandelt Angiotensin I in Angiotensin II um

Das Medikament blockiert die Enzymwirkung

Angiotensinconverting Enzym (ACE)

Angiotensin II

DIE UMWANDLUNG VON ANGIOTENSIN

WIRKUNG VON ACE-HEMMERN

engung der Arteriolen, infolgedessen wird es für das Herz schwieriger, Blut hindurch zu pumpen. Eine längere Kontraktion der Arteriolen schädigt wahrscheinlich deren Wände. Durch die Schädigung steigt der Blutdruck weiter an, weil der Blutstrom behindert wird. Medikamente, die die Calciumkanäle blockieren (Calciumantagonisten, z. B. Nifedipin) bewirken eine Erweiterung der Arteriolen und somit eine Senkung des Blutdrucks.

Obwohl die erwähnten Hormone (Renin, Angiotensin, Aldosteron, Adrenalin, Noradrenalin) bei allen Menschen an der Regulation des Blutdrucks beteiligt sind, scheinen Hypertoniker empfindlicher auf sie zu reagieren. Bei Hochdruck sind die Konzentrationen dieser Hormone im Blut nicht erhöht, doch ihre Wirkungen durch Medikamente zu blockieren, senkt den Blutdruck nur dann, wenn er überhaupt erhöht war.

All diesen Mechanismen ist eine Verengung der Arteriolen und eine dadurch bedingte Zunahme des Gefäßwiderstands gemeinsam. Da das Herz normal weiter pumpt, steigt der Druck im gesamten arteriellen Kreislauf.

LEBENSWEISE

Der Blutdruck eines Menschen wird vom Zusammenspiel genetischer oder ererbter Faktoren und Ihrer Lebensweise bestimmt. Hypertonie tritt eindeutig familiär gehäuft auf, unabhängig davon, dass die Mitglieder einer Familie oft die gleiche Ernährungs- und Lebensweise teilen. Durch Forschung an zusammen bzw. getrennt aufgewachsenen Zwillingspaaren sowie an adoptierten Kindern im Vergleich mit nicht adoptierten konnte ermittelt werden, in welchem Anteil erbliche Veranlagung und vergleichbare Lebensweise jeweils zur Ähnlichkeit der Blutdruckwerte von Mitgliedern derselben Familie beitragen. Vereinfacht ausgedrückt: Der Blutdruck des Einzelnen wird je zur Hälfte von genetischen Faktoren und von der Ernährungsweise im frühen Kindesalter bestimmt.

SALZKONSUM

Der Verzehr von Salz hat direkten Einfluss auf den Blutdruck. Wir wissen heute, dass in allen Industrieländern der Blutdruck mit zunehmendem Alter ansteigt, wobei der Anstieg großteils durch die Kochsalzmenge im Essen beeinflusst wird. Wer weniger Salz isst, trägt zur Blutdrucksenkung bei. Langjähriger hoher Salzkonsum kann zu Bluthochdruck führen, weil der Natriumgehalt in den glatten Muskelzellen der Arteriolenwände ansteigt. Dies wiederum scheint den Einstrom von Calcium in die Zellen zu fördern; was die Arteriolen veranlasst sich zusammenzuziehen, so dass ihr innerer Durchmesser abnimmt.

Vermutlich ist bei Menschen mit einer Veranlagung für Bluthochdruck die Fähigkeit vermindert, Salz aus dem Körper zu entfernen. Diese Menschen nehmen nicht mehr Salz zu sich als andere, es sammelt sich jedoch in ihrem Körper stärker an.

Der Einfluss von Salz auf den Blutdruck wurde über Jahre hinweg kontrovers diskutiert, vor allem weil die Forschung dazu zunächst nicht sorgfältig genug betrieben wurde. Gegen Mitte der 1980er Jahre wurde in einer zuverlässigen internationalen Vergleichsstudie überzeugend nachgewiesen, dass eine enge Beziehung zwischen Salzverzehr und der Höhe des Blutdrucks besteht.

SALZ UND BLUTHOCHDRUCK
Salzkonsum kann zur Blutdruckerhöhung beitragen. Die empfohlene tägliche Salzaufnahme liegt bei 5 Gramm (etwa ein Teelöffel) – viele deutsche Männer nehmen allerdings im Durchschnitt die doppelte Menge auf.

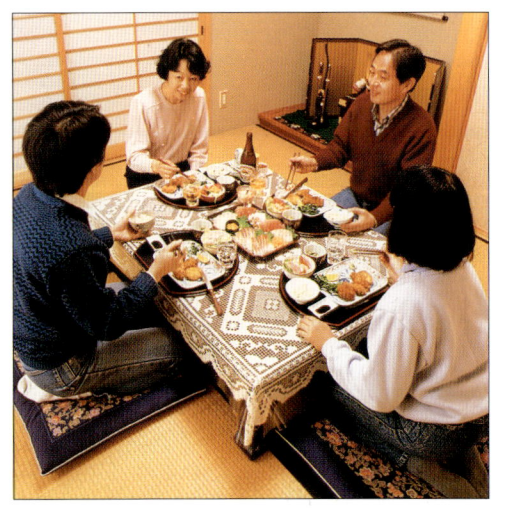

KULTURELLE UNTERSCHIEDE
Die Japaner ernähren sich relativ salzreich – z. B. mit Fisch und Sojasauce –, was die starke Verbreitung von Bluthochdruck in Japan erklären könnte.

In Japan, Polen und Portugal wird viel Salz verzehrt; Hypertonie und Schlaganfälle treten häufig auf. In Ländern mit besonders hohem Salzkonsum steigt auch der Blutdruck mit dem Alter an. Auf der anderen Seite fällt bei einer geringeren Salzaufnahme auch der altersbedingte Blutdruckanstieg schwächer aus, Hypertonie ist daher seltener. Es gibt zuverlässige Hinweise darauf, dass sich der Blutdruck durch verminderten Salzverzehr senken lässt. Richtig ist aber auch, dass einige Menschen empfindlicher auf Salz reagieren als andere. Dies trifft wahrscheinlich auf Menschen zu, in deren Familie Bluthochdruck gehäuft auftritt. Ältere und Menschen afro-karibischer Abstammung reagieren ebenfalls empfindlicher auf Salz.

Der Zusammenhang zwischen Salzaufnahme und hohem Blutdruck wurde kürzlich durch eine äußerst zuverlässige Studie unterstrichen, die mit der Untersuchung von Säuglingen begann. Die Babys wurden zunächst entweder mit einer salzarmen oder mit einer normal gesalzenen Ernährung entwöhnt. Nach sechs Monaten war der Blutdruck der salzarm ernährten Kinder günstiger (d. h. niedriger). Ein Teil dieser Kinder wird mittlerweile seit 15 Jahren begleitet und ihr Blutdruck liegt nach wie vor deutlich niedriger.

Wenn Sie Ihre Kinder dazu bringen können, weniger Salz zu essen, tritt Bluthochdruck möglicherweise überhaupt nicht erst auf. Anlass zur Sorge sollten die Salzmengen in Knabbergebäck und anderen Snacks geben, die Kinder heutzutage in Massen konsumieren.

KÖRPERGEWICHT

Übergewichtige neigen stärker zu hohem Blutdruck als Normalgewichtige. Zum einen muss ihr Körper härter arbeiten, um die überschüssigen Kalorien zu verbrennen. Zum anderen essen Übergewichtige oft relativ viel Salz und möglicherweise reagieren sie weniger empfindlich auf das Hormon Insulin, das den Blutzuckerspiegel reguliert. Auch dies könnte bei der Entwicklung von Bluthochdruck eine Rolle spielen; auf welche Weise, ist jedoch noch nicht restlos geklärt.

Oft werden bei Übergewichtigen höhere Blutdruckwerte gemessen, was zum Teil darauf beruhen könnte, dass herkömmliche Blutdruckmessgeräte bei diesen Menschen häufig zu hohe Werte angeben. Je größer der Umfang des Oberarms, an dem die Blutdruckmanschette angebracht wird, desto höher fällt der Messwert aus. Dieser Fehler lässt sich teilweise beheben, indem Sie eine längere Manschette benutzen. Unter Berücksichtigung dieser Fehlerquelle bleibt der Zusammenhang zwischen Körpergewicht und Blutdruckhöhe bestehen.

Es ist nicht möglich, lediglich an Hand Ihres Körpergewichts festzustellen, ob Sie übergewichtig sind, da auch die Körpergröße eine Rolle spielt. Eine gute Bezugsgröße ist deshalb der so genannte Bodymassindex (BMI). Sie können ihn berechnen, indem Sie Ihr Gewicht in Kilogramm durch das Quadrat ihrer Größe in Metern teilen. Die BMI-Formel lautet also: BMI = Gewicht (kg):Größe (m²).

Fettsucht liegt bei einem Bodymassindex von 30 oder darüber vor, während ein BMI zwischen 25 und 30 auf leichtes Übergewicht hinweist.

Bevölkerungsstudien haben gezeigt, dass der Blutdruckunterschied zwischen verschiedenen Menschen be-

Haben Sie ein optimales Gewicht?

Um herauszufinden, ob Ihr Gewicht gesundheitsförderlich ist, suchen Sie auf der linken Seite des Diagramms Ihr Gewicht. Dann nach rechts bis auf Höhe Ihrer Größe gehen. Hier können Sie ablesen, in welchem Abschnitt Ihr Gewicht liegt.

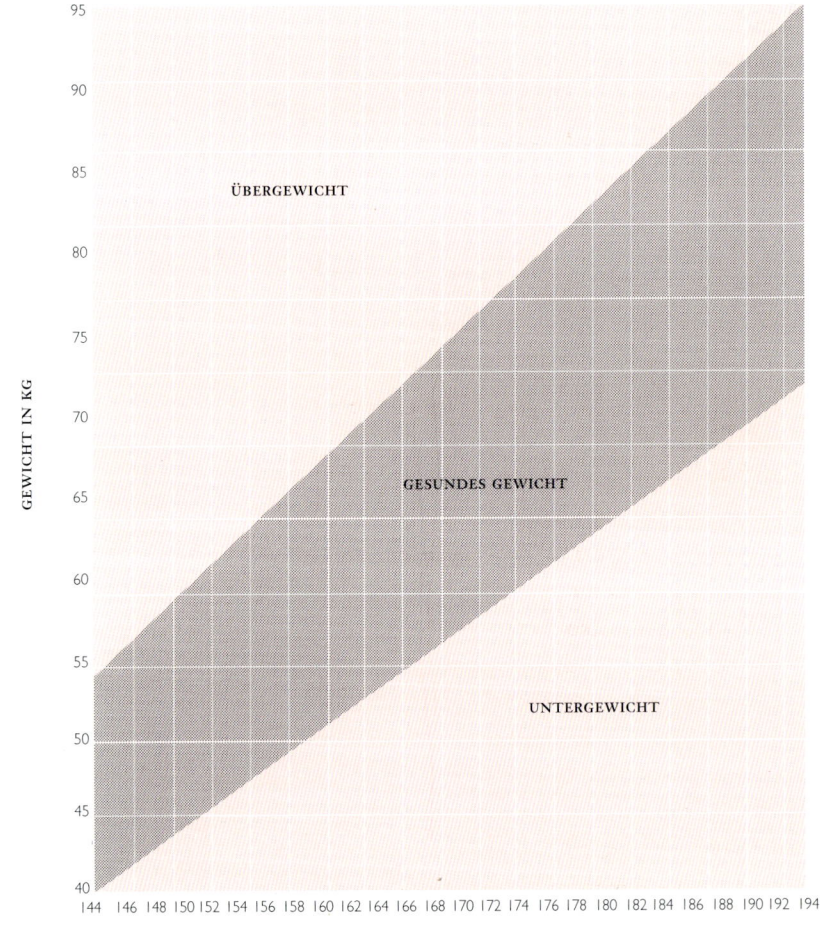

zogen auf ihr Gewicht etwa einen Millimeter Quecksilbersäule (mmHg) pro Kilogramm Gewicht beträgt. Wenn Sie zunehmen, ist das Ausmaß Ihrer Gewichtszunahme ein guter Anhaltspunkt dafür, um wie viel Ihr Blutdruck steigen wird. Nehmen Sie hingegen ab, fällt Ihr Blutdruck in einem mit Hilfe der gleichen Formel berechenbaren Maß.

Die Beziehung zwischen Körpergewicht und Blutdruckhöhe ist komplexer als ursprünglich angenommen und könnte zudem sowohl von den Wirkungen bestimmter Hormone als auch vom Salzhaushalt des Körpers beeinflusst werden. Deshalb ist Abnehmen eine sehr wirksame Methode, um Ihren Blutdruck zu senken.

ALKOHOL

Alkohol beeinflusst die Höhe Ihres Blutdrucks: Er ist im Allgemeinen umso höher, je mehr Alkohol Sie trinken. Der Grund dafür ist nicht genau bekannt. Interessanterweise liegt der Blutdruck bei totaler Abstinenz etwas höher als bei maßvollem Alkoholgenuss – ein Viertelliter Wein oder ein halber Liter Bier pro Tag sind offensichtlich besser für den Blutdruck als gar kein Alkohol.

Starke Trinker bzw. Alkoholiker leiden sehr häufig an Bluthochdruck und ihr Schlaganfallrisiko ist besonders hoch. Hören sie mit dem Trinken auf, normalisieren sich die Blutdruckwerte.

Obwohl der Zusammenhang zwischen Alkohol und Blutdruckhöhe kaum anzuzweifeln ist, wurde hierfür bisher keine zufrieden stellende Erklärung gefunden. So werden für Männer maximal 16 Alkoholeinheiten pro Woche (entsprechend ca. 3,5 Liter Bier bzw. 2 Liter Wein) empfohlen und für Frauen höchstens 8 Einheiten pro Woche (entsprechend 1,75 Liter Bier bzw. 1 Liter

Wie viel ist eine Alkoholeinheit?

Der Alkoholgenuss sollte bei Männern 16 und bei Frauen 8 Einheiten pro Woche nicht überschreiten. Eine Alkoholeinheit entspricht etwa 8 bis 10 Gramm reinen Alkohols.

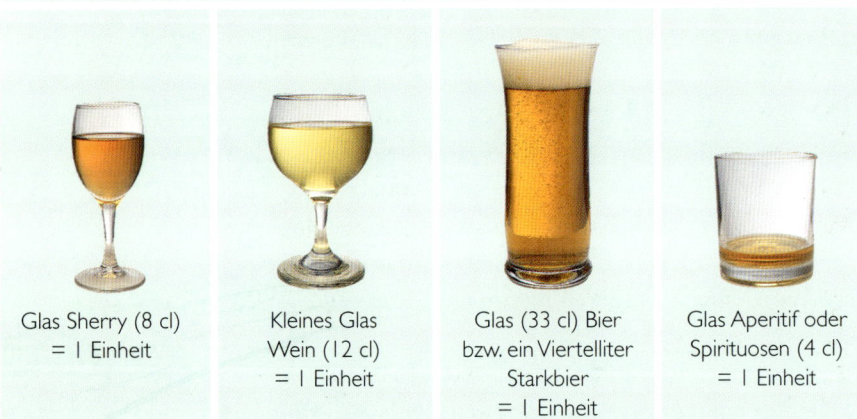

| Glas Sherry (8 cl) = 1 Einheit | Kleines Glas Wein (12 cl) = 1 Einheit | Glas (33 cl) Bier bzw. ein Viertelliter Starkbier = 1 Einheit | Glas Aperitif oder Spirituosen (4 cl) = 1 Einheit |

Wein). Diese Menge soll über die ganze Woche verteilt und nicht auf einmal getrunken werden.

STRESS

Stress kann den Blutdruck vorübergehend in die Höhe treiben, ein langfristiger Blutdruckanstieg ist dagegen unwahrscheinlich. Mit Entspannungstechniken können Sie zwar Ihre allgemeine Lebensqualität verbessern, zur Behandlung eines echten Bluthochdrucks reichen sie jedoch nicht aus.

Die Zusammenhänge zwischen Stress und Blutdruck sind verwirrend und ein großer Teil der älteren Forschung auf diesem Gebiet kann den heutigen Ansprüchen nicht mehr genügen. Es besteht kein Zweifel, dass akute Stressreize einen dramatischen Blutdruckanstieg auslösen können. Wenn Sie sich zum Beispiel aufregen, kann Ihr Blutdruck erhöht sein. Im Experiment führt Kopfrechnen in einer lauten Umgebung oder bereits das Ordnen von Gegenständen nach ihrer Größe zu einem plötzlichen Blutdruckanstieg.

Wenn Sie ein Besuch beim Arzt nervös macht, sei es bei Ihrem Hausarzt oder einem Krankenhausarzt, wird Ihr Blutdruck wahrscheinlich steigen. War Ihr Blutdruck bei der ersten Messung leicht erhöht, wird Sie der Arzt bitten, für weitere Messungen erneut vorbeizukommen. Der Gedanke dahinter ist, dass Sie sich mit der Zeit an die Umgebung und die Untersuchung gewöhnen, sich daher besser entspannen können und der gemessene Wert dann Ihrem tatsächlichen, nicht von Stress beeinflussten Blutdruck nahe kommt.

Obwohl die Auswirkungen dieser Art von Kurzzeitstress auf den Blutdruck nicht angezweifelt werden können, gibt es wenig Hinweise darauf, dass chronischer (d. h. über längere Zeit bestehender) Stress chronischen Bluthochdruck verursacht. Zuverlässige Studien konnten bisher keinen Zusammenhang zwischen Stressintensität, gemessen mit Hilfe detaillierter und genauer Befragung, und der Blutdruckhöhe nachweisen. Menschen mit besonders starker beruflicher Stressbelastung erkranken nicht häufiger an Bluthochdruck oder einer Herzkrankheit als andere. Die Forschung auf diesem Gebiet wird erschwert, weil verlässliche Methoden zum Messen von Stress fehlen, so dass dieses Thema umstritten bleibt.

Einiges deutet darauf hin, dass Menschen, die nur geringen Einfluss auf ihre alltägliche berufliche Tätigkeit ausüben können, höheren Blutdruck haben als diejenigen, die ihren Arbeitsalltag in größerem Umfang selbst gestalten können. Daher leiden Arbeiter tendenziell eher an Bluthochdruck als Manager. Die Unterschiede zwi-

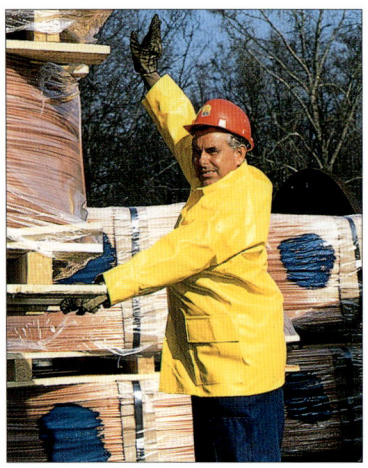

STRESS UND BERUF
Es gibt Hinweise darauf, dass Arbeiter zu höherem Blutdruck neigen als hoch qualifizierte Berufstätige, möglicherweise weil erstere wenig Einfluss auf ihre Tätigkeit nehmen können.

schen diesen Gruppen hängen jedoch auch von der Lebensweise und den Ernährungsgewohnheiten ab und es fällt schwer zu beurteilen, inwieweit diese Unterschiede allein auf Stress zurückzuführen sind.

KALIUM UND CALCIUM

Der regelmäßige Verzehr kaliumhaltiger Lebensmittel wie Obst und Gemüse senkt den Blutdruck. Menschen mit kaliumreicher Ernährung nehmen oft relativ wenig Salz zu sich, so dass schwer zu sagen ist, ob die geringe Salz- oder die hohe Kaliumaufnahme der entscheidende Faktor ist. Trotzdem scheint Kalium für sich allein betrachtet eine nützliche Wirkung zu haben. Offenbar neigen Menschen, die sich kaliumarm ernähren, zu Bluthochdruck, während bei hohen Obst- und Gemüseanteilen in der Ernährung geringere Blutdruckwerte und weniger Schlaganfälle verzeichnet werden. Dies wird verständlich, wenn man bedenkt, dass unsere Zellen auf hohe Kaliumkonzentrationen mit der Ausscheidung von Natrium (Bestandteil von Kochsalz) reagieren.

Diese Wirkung von Kalium ist im Vergleich zu der von Kochsalz gering. So sind Unterschiede im Salzverzehr oftmals auch mit Unterschieden in der Kaliumaufnahme verbunden. Wie bereits erwähnt, nehmen Menschen mit kaliumreicher Ernährung im Allgemeinen relativ wenig Salz zu sich, während Salzliebhaber tendenziell weniger Obst und Gemüse essen.

Einzelne Forschungsergebnisse deuten darauf hin, dass eine calciumreiche Ernährung vor Bluthochdruck schützen kann. Diese Studien sind umstritten und nach derzeitigem Erkenntnisstand ist eine Ernährungsumstellung in diese Richtung nicht nötig.

Offensichtlich wird der Blutdruck von zahlreichen Ernährungsfaktoren beeinflusst. Diese Faktoren sind Gegenstand eines im Jahr 1997 begonnenen Forschungsprojekts. In den kommenden Jahren werden hierzu neue, weiter führende Informationen erwartet.

BEWEGUNG

Obwohl Ihr Blutdruck steil ansteigt, wenn Sie sich körperlich betätigen, führt regelmäßiges Training dazu, dass Sie gesünder sind und niedrigeren Blutdruck haben als untrainierte Menschen. Teilweise beruht diese Beobachtung darauf, dass sich sportlich aktivere Menschen auch gesünder ernähren, nicht rauchen und wenig Alkohol trinken, obwohl die körperliche Betätigung an sich ebenfalls eine direkte blutdrucksenkende Wirkung auszuüben scheint. Das Motto sollte beim Sporttreiben lauten: »Mäßig, aber regelmäßig«, anstatt sich in unregelmäßigen Abständen extrem zu verausgaben.

SYMPTOME

Die Mehrheit der Menschen mit Hochdruck hat keine Beschwerden. Manche glauben, ihren Blutdruck fühlen zu können; tatsächlich handelt es sich aber bei dem, was sie fühlen, wahrscheinlich um emotionalen Stress, der in Zusammenhang mit einem Krankenhausbesuch entstehen kann. Dieser kurzzeitige Stress kann, muss aber nicht, zu einem Blutdruckanstieg führen.

Da Bluthochdruck keine Symptome verursacht, bleibt er oft viele Jahre lang unentdeckt. In dieser Zeit sind bei den Betroffenen bereits leichte Schäden an Herz, Gehirn oder Nieren entstanden. Erst viel später suchen sie eventuell einen Arzt auf, weil sich z. B. infolge eines kleinen Schlaganfalls oder von Angina pectoris (Belastungsschmerz im Brustkorb) Beschwerden bemerkbar machen oder gar ein Herzinfarkt stattgefunden hat. Bei Menschen mit Herzinsuffizienz können Atembeschwerden im Liegen auftreten, während sich Niereninsuffizienz durch allgemeine Müdigkeit und Erschöpfung sowie durch Atemnot äußern kann.

Dies sind schwerwiegende Probleme. Deshalb sollten Sie Ihren Blutdruck nicht erst messen lassen, wenn Sie sich krank fühlen. Die derzeit herrschende Meinung ist, dass jeder über dreißig den Blutdruck routinemäßig bei einem Arzt messen lassen sollte. Wahrscheinlich ist Ihr Blutdruck normal bzw. nicht behandlungsbedürftig. In diesem Fall brauchen Sie lediglich alle drei bis vier Jahre zu einer Kontrolluntersuchung zu gehen. Bei Menschen mit einer Grenzwert-Hypertonie muss womöglich häufiger kontrolliert werden.

HÄUFIGKEIT VON HOCHDRUCK

Wie häufig Bluthochdruck auftritt, hängt eindeutig von den Kriterien ab, die bei der Diagnose verwendet werden. Die Häufigkeit steigt mit zunehmendem Alter, insbesondere in Bevölkerungsgruppen mit hohem Salzkonsum, so dass bei einer Betrachtung der Häufigkeit von Bluthochdruck das Alter berücksichtigt werden muss. Frauen vor den Wechseljahren haben niedrigeren Blutdruck als Männer im selben Alter, wobei die geschlechterspezifischen Unterschiede ab einem Alter von fünfzig geringer werden.

Dies ist darauf zurückzuführen, dass Frauen vor den Wechseljahren durch das weibliche Hormon Östrogen einen relativen Schutz vor Herzerkrankungen genießen.

Da die Östrogenspiegel nach den Wechseljahren sinken, gleicht sich das Herz-Kreislauf-Risiko der Frauen ab diesem Zeitpunkt dem der Männer an.

Jede Abgrenzung zwischen so genanntem Bluthochdruck und normalem Blutdruck kann nur rein willkürlich erfolgen. Auch wenn Ihr Blutdruck etwa dem Durchschnittswert der Bevölkerung entspricht, sind Sie einem höheren Gesundheitsrisiko ausgesetzt als jemand, dessen Werte dauerhaft etwas unter diesem Niveau liegen. Ein Blutdruck von 140/80 mmHg bringt daher eine geringfügig schlechtere Prognose mit sich als einer von 130/70 mmHg. Wie auf Seite 21 beschrieben, ist es am

Wer erkrankt an Bluthochdruck?

Diese Diagramme zeigen die Häufigkeit von Bluthochdruck bei Menschen ab zwanzig für beide Geschlechter. Mit dem Alter nimmt die Häufigkeit deutlich zu.

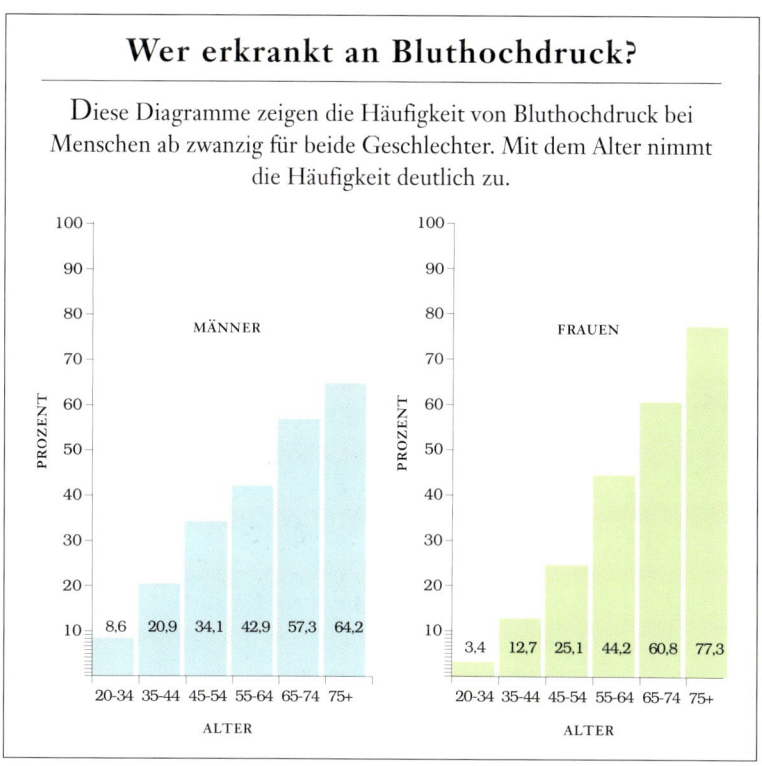

43

sinnvollsten, Bluthochdruck als Blutdruck zu definieren, der zur Vorbeugung von Herzkrankheit, Schlaganfall und anderen Komplikationen einer Behandlung bedarf.

Nach derzeitigem, auf zuverlässige kontrollierte Studien zur medikamentösen Hochdruckbehandlung gestützten Kenntnisstand ist in allen Altersgruppen dann eine Behandlung notwendig, wenn der Blutdruck regelmäßig bei 160/90 mmHg oder darüber liegt.

Etwa 25 Prozent der Bevölkerung haben einen diastolischen Blutdruck von 90 mmHg oder höher, wobei dieser Wert bei einer Überprüfung oft niedriger ausfällt und eine Behandlung somit nicht nötig wird. Bleibt Ihr diastolischer Blutdruck auch bei den folgenden Messungen erhöht, brauchen Sie möglicherweise eine medikamentöse Behandlung. Wenn Ihr diastolischer Wert unter 90, der systolische dagegen über 160 mmHg liegt, spricht Ihr Arzt von isolierter systolischer Hypertonie (ISH), die bei Menschen unter 60 Jahren sehr selten ist, jedoch 20 bis 30 Prozent aller über 80-Jährigen betrifft. Nach neueren Forschungsergebnissen hat sich zur Vorbeugung eines Herzinfarkts eine Senkung des systolischen Blutdrucks bewährt.

Unter Berücksichtigung aller Bluthochdruckarten, die Menschen über sechzig betreffen, benötigen 25 bis 30 Prozent aller Deutschen weitere Untersuchungen, je nachdem, ob der diastolische oder der systolische Wert erhöht ist. Bei Menschen mit unterdurchschnittlichem Salzkonsum ist dieser Prozentsatz allerdings geringer.

Forschungsergebnisse lassen vermuten, dass zwischen 12 und 15 Millionen Menschen in Deutschland an Bluthochdruck leiden. Es scheinen auch sozioökonomische Faktoren eine Rolle zu spielen – Menschen aus ärmeren Schichten haben tendenziell höheren Blutdruck.

Zu betonen ist nochmals, dass der Blutdruck oft nur leicht erhöht ist und Wiederholungsmessungen niedriger ausfallen. Die Zahl der Hochdruckkranken, die Medikamente einnehmen müssen, liegt schätzungsweise zwischen 10 und 15 Prozent der erwachsenen Bevölkerung. Hierbei ist nur ein sehr geringer Anteil der 20- bis 30-Jährigen, jedoch etwa die Hälfte aller Menschen über 70 betroffen. Bluthochdruck stellt daher die häufigste chronische, nicht-infektiöse Erkrankung in der westlichen Welt dar. Etwa 50 Millionen US-Amerikaner weisen behandlungsbedürftige Blutdruckwerte auf und Studien in der Europäischen Union liefern ähnliche Zahlen. Hypertonie tritt in Deutschland häufiger auf als in Frankreich, Italien, Spanien und Griechenland und die Häufigkeit ist vergleichbar mit der in Großbritannien, Schweden oder Dänemark. Bei Menschen afrikanischer Abstammung tritt Hypertonie überdurchschnittlich häufig auf. Die Gründe hierfür sind nicht ganz klar; möglicherweise behalten diese Menschen, bedingt durch den Salzhaushalt ihres Körpers, vergleichsweise mehr Salz bei sich, was ihren Blutdruck in die Höhe treibt. Mehr dazu auf Seite 34.

WICHTIGES AUF EINEN BLICK

- Bluthochdruck tritt familiär gehäuft auf.
- Bluthochdruck hängt mit hohem Salzkonsum, Übergewicht und übermäßigem Alkoholgenuss zusammen.
- Selten ist Bluthochdruck die Folge einer Nierenerkrankung oder eines Überschusses an bestimmten Hormonen.

Wie wird Bluthoch-druck untersucht?

Wenn Ihr Arzt bei Ihnen Bluthoch-druck feststellt, wird er Sie einer gründlichen körperlichen Unter-suchung und einigen weiteren Tests unterziehen. Dazu gehören Blut- und Urinanalysen sowie ein Elektrokardio-gramm (EKG). Bei schwerer Hypertonie überweist er Sie zu weiteren Untersuchungen an eine Spezialklinik.

BESUCH BEIM ARZT
Wenn Ihr Blutdruck erhöht ist, wird Ihr Arzt Sie gründlich untersuchen und dabei auch Brust und Bauch abtasten.

Aus drei wesentlichen Gründen müssen bei erhöhten Blutdruckwerten weitere Tests und Untersuchungen stattfinden:

● Zur Prüfung Ihres Cholesterinspiegels. Sind sowohl Ihre Cholesterinwerte als auch Ihr Blutdruck hoch, ist Ihr Risiko am Herzen zu erkranken oder einen Schlag-anfall zu erleiden (Herz-Kreislauf-Risiko) erhöht und ei-ne Behandlung unbedingt erforderlich, um Blutdruck wie Cholesterinspiegel zu normalisieren.

● Zum Ausschluss einer ernsthaften Grunderkrankung.

Manchmal wird Bluthochdruck von bestimmten Nierenkrankheiten und einigen sehr seltenen Erkrankungen der
Nebennieren verursacht.

● Zum Ausschluss von Herz- und Nierenschäden, die
bei unbehandeltem Bluthochdruck mit der Zeit entstehen können. Daher werden Bluttests zur Beurteilung der
Nierenfunktion sowie ein Elektrokardiogramm (EKG)
zum Erkennen möglicher Herzschäden durchgeführt.

ROUTINEUNTERSUCHUNGEN

Bei allen Hochdruckkranken wird ein einfacher Urintest
durchgeführt, außerdem eine kleine Blutprobe entnom-
men und üblicherweise ein EKG aufgezeichnet. Zualler-
erst aber werden Sie gewogen und falls nötig beraten,
wie Sie abnehmen und damit Ihren Blutdruck senken
können. Des Weiteren untersucht Ihr Arzt Herz, Brust,
Bauch und Beinpulse. Daran kann er dann erkennen, ob
Ihr Herz oder Ihre Nieren bereits in Mitleidenschaft
gezogen wurden.

Die als Herzinsuffizienz bezeichnete Schädi-
gung des Herzens führt zu einer – mit dem
Stethoskop hörbaren – Ansammlung von Flüs-
sigkeit in der Lunge und eventuell zu einer
Vergrößerung der linken Herzseite, die Ihr
Arzt ebenfalls feststellen kann.

Nierenschäden können dagegen nur mit Hilfe
von Urin- und Blutuntersuchungen festgestellt
werden.

Wenn Sie an sehr starkem Bluthochdruck leiden, wird
Ihr Arzt vielleicht mit einem Ophthalmoskop Ihren Augenhintergrund (die Netzhaut) untersuchen. Mit diesem
Instrument kann er den Zustand der feinen Blutgefäße
beurteilen. Bei leichtem Hochdruck sind nur sehr gerin-

Kleine Arteriolen

Venen

FOLGEN AM AUGE
*Diese Ansicht der Netzhaut
zeigt, dass die kleinen Arteriolen (blassrot) erweitert
sind und den Blutfluss in den
Venen dort, wo sich die Gefäße kreuzen, vermindern.*

ge Veränderungen erkennbar, bei schwerer Hypertonie können Blutungen auf der Netzhaut und schadhafte Gebiete auftreten, die als »Cottonwool-Herde« bezeichnet werden.

Nach der klinischen Untersuchung müssen Sie wahrscheinlich eine Urinprobe abgeben. Wird darin Zucker nachgewiesen, könnten Sie an Diabetes leiden; Eiweiße im Urin deuten auf eine mögliche Nierenerkrankung hin. Blutuntersuchungen ermöglichen die Messung des Cholesterinspiegels sowie der Nierenfunktion. Wenn die Nieren nicht richtig arbeiten, steigen die Harnstoff- und Kreatininkonzentration im Blut an. Zusätzlich werden die Natrium- und Kaliumwerte im Blut gemessen. Sie liegen außerhalb des Normalbereichs bei Menschen, deren Bluthochdruck auf einer verminderten Natriumausscheidung infolge eines kleinen, gutartigen Nebennierentumors beruht (Conn-Syndrom).

ELEKTROKARDIOGRAMM

Eine weitere Routineuntersuchung ist das Elektrokardiogramm oder EKG, eine Aufzeichnung der elektrischen Aktivität des Herzens.

Ein Elektrokardiogramm verfolgt zwei Ziele: Erstens liefert es indirekte Hinweise auf die Größe des Herzens. Wenn der Blutdruck sehr hoch ist, vergrößert sich das Herz infolge der gesteigerten Belastung; dies führt zu Spannungsanstiegen im EKG. Dieser Zustand wird als Linksherzhypertrophie bezeichnet und spielt eine bedeu-

AUFZEICHNUNG EINES EKG
Um ein EKG abzuleiten werden auf der Haut Elektroden (leitfähige Scheiben) angebracht und ein Stromkreis mit dem EKG-Gerät geschlossen. Das Muster der elektrischen Impulse im Herzen wird auf einem fortlaufenden Papierstreifen aufgezeichnet.

tende Rolle. Betroffene mit einer Linksherzhypertrophie müssen unbedingt mit blutdrucksenkenden Maßnahmen behandelt werden, da ihr Herzmuskel durch die Anforderung, das Blut unter erhöhtem Druck durch den Körper zu pumpen, offensichtlich stark belastet wird.

Der zweite Grund ein EKG aufzuzeichnen ist, dass es Hinweise auf Verengung bzw. Verschluss derjenigen Herzkranzgefäße liefern kann, die das Herz mit Blut versorgen. Der so entstehende Blutmangel wird Ischämie genannt und kann sich als Angina pectoris (Belastungsschmerz im Brustkorb) äußern. Auch wenn Sie nie derartige Symptome oder gar einen Herzinfarkt erlitten haben, könnten dennoch ischämische Veränderungen vorliegen, was unbedingt abgeklärt werden sollte.

WEITERE UNTERSUCHUNGEN

Die oben genannten Routineuntersuchungen sind bei fast allen Hochdruckkranken nötig. Speziellere, meist in einer Klinikambulanz durchgeführte Untersuchungen benötigen Sie nur, wenn Ihr Blutdruck sehr stark erhöht ist oder wenn Ihr Arzt vermutet, dass für Ihr Blutdruckproblem eine andere Erkrankung verantwortlich ist.

Zwei bis drei Prozent aller Hochdruckkranken leiden an einer Grunderkrankung, die den Blutdruckanstieg verursacht. Es handelt sich um Nierenkrankheiten und Erkrankungen der Nebennieren. In beiden Fällen werden Sie wahrscheinlich an einen Facharzt bzw. an ein örtliches Krankenhaus überwiesen.

Bei weiteren drei bis vier Prozent liegt ein besonders starker Hochdruck vor, der einer genaueren Abklärung und fachärztlichen Behandlung bedarf.

Die allermeisten Betroffenen müssen zur Behandlung ihres Bluthochdrucks kein Krankenhaus aufsuchen, sondern können von ihrem Hausarzt behandelt werden. Der Anteil an Hypertonikern, die an einen Spezialisten bzw. eine Klinik überwiesen werden, schwankt stark je nach regionaler Verfügbarkeit nah gelegener Kliniken bzw. speziell ausgebildeter Ärzte. Auch die individuelle Verfahrensweise Ihres Hausarztes spielt eine Rolle: Manche überweisen die meisten ihrer Patienten für eine eingehende Untersuchung an eine Klinik und übernehmen anschließend die Versorgung selbst, wohingegen andere nur besonders problematische Fälle einem Spezialisten überlassen.

DER BESUCH IM KRANKENHAUS

Nur wenige Hochdruckkranke müssen einen Spezialisten aufsuchen, der oft an einem Krankenhaus tätig ist. Wie auf Seite 49 bereits dargelegt, sind es zumeist Menschen, deren Bluthochdruck entweder mit Komplikationen wie Herz- oder Nierenkrankheiten einhergeht, sich schwer kontrollieren lässt oder auf einer ursächlichen Grunderkrankung beruhen könnte.

Verdacht auf eine solche Grunderkrankung besteht, wenn Eiweiß im Urin oder Blutwerte von der Norm abweichen und auf eine Einschränkung der Nierenfunktion hindeuten. Ferner lassen niedrige Kaliumspiegel im Blut auf eine Erkrankung der Nebennieren schließen.

Auch wenn Ihr Blutdruck von Minute zu Minute, von Stunde zu Stunde oder selbst von Tag zu Tag stark schwankt, müssen Sie wahrscheinlich eine Klinik aufsuchen. Ursache für die Schwankungen könnte nämlich ein extrem seltener, als Phäochromozytom bezeichneter Nebennierentumor sein, der immer wieder große Mengen Adrenalin und Noradrenalin ausschüttet. Zur Absicherung der Untersuchungsergebnisse werden in diesem

Fall einige der bereits von Ihrem Hausarzt vorgenommenen Bluttests im Krankenhaus wiederholt. Besteht der Verdacht, dass Sie an Conn-Syndrom leiden – hier ist der Bluthochdruck durch einen Überschuss an Aldosteron verursacht –, wird man eventuell den Aldosteronspiegel in Ihrem Blut messen.

Um eine Nierenerkrankung auszuschließen, wird zur Beurteilung von Größe und Form der Nieren eine Ultraschalluntersuchung durchgeführt. Diese Untersuchung wird für Menschen mit starkem Hochdruck immer mehr zur Routinemaßnahme, da sie weder Risiken noch Beschwerden mit sich bringt. Des Weiteren wird eventuell Ihr Urin über 24 Stunden gesammelt, um zu messen, wie viel Adrenalin und Noradrenalin Ihr Körper innerhalb dieses Zeitraums ausscheidet. Erhöhte Werte können auf ein Phäochromozytom hinweisen.

Der Krankenhausarzt wird wahrscheinlich außerdem mit Hilfe eines Echokardiogramms, einer Art Ultraschalluntersuchung des Herzens, die Größe Ihres Herzens beurteilen. Sehr oft werden Hochdruckkranke in ein Krankenhaus überwiesen, weil ihr Blutdruck auf die bisherige Behandlung wenig angesprochen hat, so dass dort möglicherweise eine Umstellung der medikamentösen Behandlung erfolgt, um eine bessere Blutdruckkontrolle zu erreichen.

Wurde so Ihr Blutdruck erfolgreich unter Kontrolle gebracht und liegen keine weiteren Komplikationen vor, werden Sie aus dem Krankenhaus entlassen und von Ihrem Hausarzt weiter behandelt. Sie müssen dann nur in die Klinik, wenn ein Problem auftritt.

WICHTIGES AUF EINEN BLICK

* Bei allen Hochdruckkranken sollten eine stichproben-
  artige Urinuntersuchung, einige Bluttests sowie ein
  EKG stattfinden.
* Die wenigsten Hypertoniker müssen für weitere
  Untersuchungen in die Klinik gehen.

Behandlung ohne Medikamente

Auch eine so genannte »nicht-medikamentöse« Behandlung ist bei Bluthochdruck wirksam. Sie erfordert durchgreifende Änderungen Ihrer Ernährung und Lebensweise, die Sie unter Anleitung Ihres Arztes vornehmen können. Dabei werden Ihnen manche Änderungen schwerer fallen als andere.

GESUNDE LEBENSWEISE
Maßvolles Körpertraining gehört zu einer gesunden Lebensweise und kann Ihren Blutdruck normalisieren.

Egal, wie sehr Sie sich für diese Veränderungen anstrengen müssen, es lohnt sich: Ihr Blutdruck sinkt dabei vielleicht auf Normalniveau, ohne dass Sie Medikamente einnehmen müssen. Sie können sich auf mehrerlei Weise selbst helfen, und zwar in entscheidendem Maße.

⁛ SALZKONSUM VERRINGERN ⁛

Ihr Arzt wird Ihnen wahrscheinlich empfehlen, Ihren Kochsalzkonsum einzuschränken. In Deutschland beträgt die durchschnittliche Salzaufnahme bei Männern etwa 10 und bei Frauen um 8 Gramm pro Tag. Viele Menschen verzehren jedoch nur ungefähr die Hälfte

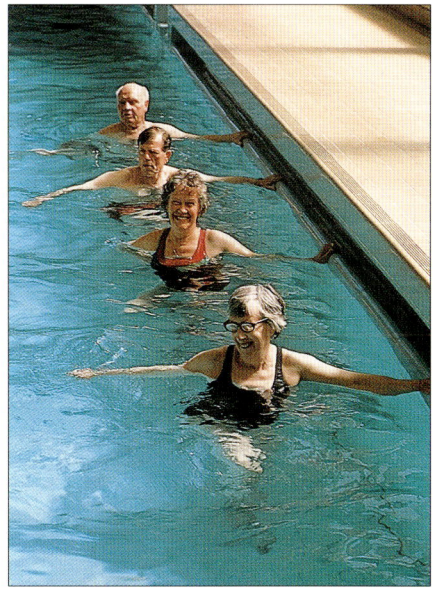

Beispiele für den Salzgehalt in Lebensmitteln

NAHRUNGSMITTEL	GRAMM KOCH-SALZ/100 G	NAHRUNGSMITTEL	GRAMM KOCH-SALZ/100 G
GETREIDEFLOCKEN	0,4–0,9	HAMBURGER	0,3–0,6
VOLLKORNBROT	0,4–0,7	SPECK	0,8–1,4
KNABBEREIEN	0,5–1,0	DOSENGEMÜSE	0,3–0,7
BRATWÜRSTCHEN	0,8–1,2	FRISCHES OBST	0,1–0,2

dieser Menge und ihr Blutdruck liegt entsprechend niedriger. Lediglich etwa ein Gramm der täglichen Salzmenge wird dem Essen während der Zubereitung oder am Tisch zugefügt – der Rest stammt aus Fertigprodukten wie Hamburgern, Würstchen, Salzgebäck, Konserven, Getreideflocken und Brot.

Verzichten Sie darauf, Ihr Essen beim Zubereiten oder bei Tisch zu salzen. Verwenden Sie hauptsächlich frisches Fleisch, Obst und Gemüse und essen Sie nur ausnahmsweise vorgefertigte Nahrungsmittel. Kräuter und andere Gewürze sind kochsalzfrei und können beim Würzen als Salzersatz verwendet werden.

UMSTELLUNG AUF SALZARME KOST

Sich an eine salzarme Ernährung zu gewöhnen, ist anfangs nicht immer einfach. Mit der Zeit aber, vorausgesetzt Sie halten Ihre Salzaufnahme konsequent niedrig, entdecken Sie vielleicht, dass Sie nach und nach schwach gesalzene Speisen sogar vorziehen. Dieser Effekt kann bereits nach etwa einem Monat eintreten. Dasselbe erleben Menschen, die weniger Zucker in ihren Kaffee oder Tee geben. Haben sie sich erst einmal daran gewöhnt, empfinden sie möglicherweise selbst geringe Zuckermengen in Getränken als unangenehm. Genauso verhält es sich bei der Umstellung auf eine salzarme Ernährung.

Leider reagiert die Ernährungsindustrie auf dieses Problem nur unzureichend. Salz war früher ein wertvolles Konservierungsmittel, doch die moderne Nahrungsmittel- und Kühltechnologie macht Salz als Konservierungsmittel überflüssig. Unglücklicherweise sind viele Menschen mittlerweile »süchtig« nach stark gesalzenen Speisen. Von Seiten der Ernährungsindustrie ist behauptet worden, dass – entgegen der Auffassung aller Experten, die auf diesem Gebiet geforscht haben – überhaupt kein Zusammenhang zwischen Kochsalz und Blutdruck bestehe. Gesundheitsexperten sprechen wiederum von unverantwortlicher Propaganda. Überdies empfehlen Fachleute gar keine drastische Verminderung des Salzkonsums, sondern lediglich seine Abnahme auf ein Niveau, wie es bei vielen Liebhabern von gutem Essen ohne Konservierungs- und Zusatzstoffe ohnedies üblich ist.

Manches deutet darauf hin, dass niedrige Blutdruckwerte bei Menschen in leitenden Positionen sowohl mit dem verminderten Salzkonsum als auch mit dem seltener auftretenden Übergewicht zusammenhängen.

SALZERSATZ

Heute sind verschiedene Salzersatzmittel im Handel erhältlich. Sie enthalten weniger Natriumchlorid und mehr Kaliumchlorid. Grundsätzlich sollte niemand seinem Essen chemische Substanzen zufügen müssen, doch wenn Sie salzarme Kost nicht mögen, sind diese Ersatzmittel eine gute Alternative, vorausgesetzt Ihre Nierenfunktion ist nachweislich normal. Vergessen Sie jedoch nicht, dass Meersalz, Steinsalz und »natürliches« Salz allesamt dem Kochsalz (Natriumchlorid) entsprechen, das auch in den Ersatzmitteln vorkommt. Wenn Sie ein »kaliumsparendes« Medikament wie das harntreibende Mittel Amilorid einnehmen oder Ihre Nierenfunktion eingeschränkt ist, müssen Sie mit Salzersatz sparsam umgehen, denn Ihr Kaliumspiegel könnte erhöht sein. Fragen Sie Ihren Arzt um Rat.

GEWICHTSKONTROLLE

Wie auf Seite 37 ausgeführt, sinkt Ihr Blutdruck mit jedem Kilogramm, das Sie an Gewicht verlieren, um etwa

1 mmHg. Ist Ihr Blutdruck nur leicht erhöht, normalisiert er sich demnach, wenn Sie etwa sechs Kilo abnehmen – was ohne qualifizierte Beratung und starke Motivation nicht einfach ist. Beim Abnehmen sollten Sie gleichzeitig auf eine geringere Salzaufnahme achten. Laut Forschungsergebnissen fällt Ihnen das Abnehmen leichter, wenn Sie von einem Ernährungsberater betreut werden, als wenn Sie sich allein daran versuchen. Des Weiteren erreichen Sie besser Ihr Ziel, wenn Sie sich regelmäßig bewegen und Ihren Alkoholkonsum mäßigen.

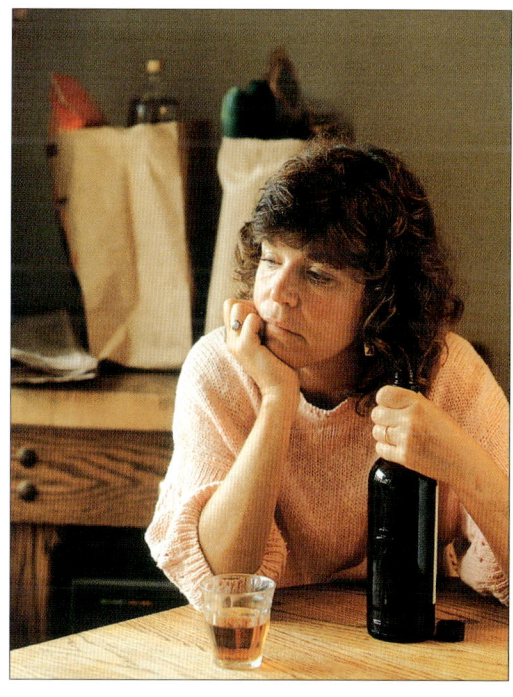

ALKOHOLMISSBRAUCH
Während maßvoller Alkoholgenuss gut fürs Herz zu sein scheint, erhöht das Trinken großer Mengen auf einmal das Schlaganfallrisiko.

══ MASSVOLLER ALKOHOLGENUSS ══

Vieles spricht dafür, dass maßvoller Alkoholgenuss den Blutdruck senkt, Sie brauchen daher nicht ganz darauf zu verzichten.

Die Deutsche Gesellschaft für Ernährung empfiehlt Männern maximal 16 Alkoholeinheiten pro Woche bzw. Frauen 8 Einheiten wöchentlich. Eine Alkoholeinheit entspricht etwa 0,3 Litern Bier bzw. einem Achtelliter Wein (siehe S. 38). Trinken Sie nicht zu viel auf einmal, da sonst die Gefahr eines Schlaganfalls besteht. Die gute Nachricht ist, dass ein oder zwei alkoholische Getränke pro Tag das Herzerkrankungsrisiko senken. Doch mehr als vier Drinks täglich scheinen mit erhöhtem Blutdruck- und Schlaganfallrisiko verbunden zu sein, Leber und Nervensystem zu schädigen und die Lebensqualität zu beeinträchtigen.

SPORT UND GYMNASTIK

Forschungsergebnisse beweisen, dass körperliche Aktivität auf lange Sicht zu einer Blutdrucksenkung führt. Die daran beteiligten Mechanismen sind nicht gänzlich erforscht, hängen aber teilweise mit der Ernährungsumstellung zusammen, die oft mit dem regelmäßigen Körpertraining einhergeht.

Wenn Sie an Hypertonie leiden, setzen Sie bei der Planung Ihres Übungsprogramms Ihren gesunden Menschenverstand ein. Ein übergewichtiger Mann mittleren Alters mit starkem Bluthochdruck, der bisher nie körperlich aktiv war, sollte sich nicht durch ein übermäßig hartes Training verausgaben. Beginnen Sie langsam. Benutzen Sie statt des Aufzugs die Treppen und gehen Sie zu Fuß zur Arbeit oder zum Einkaufen. Jede körperliche Betätigung ist geeignet, sofern Sie sich nicht überanstrengen. Andererseits sollte das Training doch so intensiv sein, dass Ihr Pulsschlag schneller wird und Sie ein wenig schwitzen.

KALIUMPRÄPARATE

Obwohl angenommen wird, dass kaliumreiche Ernährung den Blutdruck senkt, sollten Sie keine Kaliumsalze oder -tabletten verwenden. Steigern Sie stattdessen den Kaliumgehalt Ihrer Ernährung, indem Sie mehr frisches Obst und Gemüse essen und gleichzeitig Ihre Salzaufnahme über vorgefertigte Produkte vermindern.

STRESSBERATUNG

Wie auf Seite 38 erklärt, verursacht chronischer Stress wahrscheinlich keinen Bluthochdruck. Viele Hochdruckkranke sind auf Grund persönlicher Probleme, beruflicher Sorgen oder unerklärlicher Angstzustände großem Stress ausgesetzt. Gehören Sie zu diesen Menschen, können Stressberatung und im Extremfall psychiatrische Behandlung zum Stressabbau beitragen. Ihr Blutdruck wird dann möglicherweise sinken. Ansonsten weist nichts darauf hin, dass Menschen mit Bluthochdruck in irgendeiner Weise von Stressberatung, Entspannungstechniken, Yoga, Biofeedback und vergleichbaren Methoden profitieren könnten. Vielleicht führt die Stressberatung jedoch dazu, dass Sie bei Ihren Arztbesuchen entspannter sind, wobei sich allerdings diese Art Stressbewältigung nicht in den elektronischen 24-Stunden-Blutdruckmessungen niederschlägt. Die derzeit vorherrschende Auffassung zu diesem umstrittenen Thema lautet, dass die Bedeutung von Stressberatung und ähnlichem für das Management von Bluthochdruck bisher eher über- als unterschätzt worden ist.

WICHTIGES AUF EINEN BLICK

- Eine Verringerung der täglichen verzehrten Salzmenge senkt Ihren Blutdruck.
- Übergewicht zu reduzieren vermindert ebenfalls den Blutdruck.
- Alkohol sollten Sie in Maßen genießen.
- Sport und Gymnastik helfen, Ihren Blutdruck zu senken.

Die Medikamente

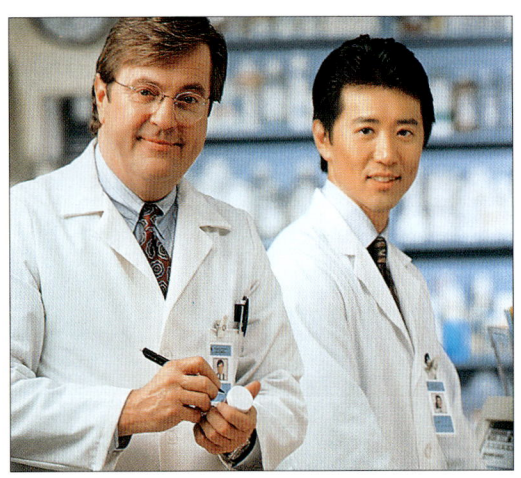

Bis in die 50er Jahre gab es so gut wie nichts, das die Medizin zur Blutdrucksenkung hätte beitragen können. Viele Menschen mit starker Hypertonie erlitten Schlaganfälle, Herz- und Nierenversagen, während die Ärzte hilflos zusehen mussten.

REZEPTPFLICHTIGE MEDIKAMENTE

Mittlerweile stehen auf ärztliche Verordnung zahlreiche blutdrucksenkende Medikamente zur Verfügung. Sie haben sich über die Jahre bei der Vorbeugung gegen Herzinfarkt und Schlaganfall bewährt.

▓ ENTWICKLUNG DER ARZNEIMITTEL ▓

Im Lauf der späten 50er und frühen 60er Jahre wurden blutdrucksenkende Medikamente (Antihypertonika) verfügbar, die seither viele Leben gerettet haben. Einige der früher, heute jedoch nicht mehr eingesetzten Mittel besaßen starke Nebenwirkungen und wurden nur bei Betroffenen mit sehr ungünstiger Prognose angewandt.

In den 70er Jahren kamen Präparate mit weniger Nebenwirkungen auf den Markt, die auch Menschen mit leichtem Hochdruck und geringerem Herz-Kreislauf-Risiko verordnet werden konnten. Es liegen zahlreiche seriöse Studien vor, in denen echte Arzneimittel mit wirkstofffreien »Scheinmedikamenten« (Placebo) verglichen wurden. Die Studien wurden abgebrochen, sobald eine vorbeugende Wirkung der Medikamente gegen Herzinfarkt und Schlaganfall nachzuweisen war. Aus den Ergebnissen lässt sich schließen, dass eine Behandlung mit Antihypertonika unabhängig vom Schweregrad des Hochdrucks zum Rückgang der Schlaganfallhäufigkeit um 35 bis 40 Prozent und der Häufigkeit von koronarer Herzkrankheit um 20 bis 25 Prozent führt.

Es kann bei Hochdruckkranken natürlich auch durch andere Faktoren – z. B. Rauchen oder hohen Cholesteringehalt im Blut – ein Herzinfarkt auftreten. Tatsache bleibt dennoch, dass hochdruckbedingte Komplikationen vermeidbar sind, wenn der Blutdruck unter Kontrolle gebracht werden kann.

Die Entwicklung der Antihypertonika mit minimalen Nebenwirkungen und immensem Nutzen bei der Vorbeugung gegen Herzinfarkt und Schlaganfall stellt einen der wichtigsten Fortschritte der Medizin seit dem Zweiten Weltkrieg dar und ist in ihrer Bedeutung mit dem Siegeszug der Antibiotika zumindest vergleichbar.

Antihypertonika haben sich außerdem als wirksam bei der Vorbeugung und Behandlung von Nierenschäden bei Diabetikern mit und ohne Bluthochdruck erwiesen. Ferner wurde kürzlich festgestellt, dass manche Mittel der Netzhautschädigung bei Zuckerkrankheit vorbeugen können. Überdies senken bestimmte Antihypertonika bei Menschen, die einen Herzinfarkt erlitten haben, das Risiko, dass ein weiterer Infarkt eintritt oder eine Herzinsuffizienz entsteht.

Die Veröffentlichung einer europaweiten Studie zur Behandlung von isolierter systolischer Hypertonie im Jahr 1997 markiert das Ende einer Ära. Die Untersuchung belegt zweifelsfrei, dass Bluthochdruck nicht länger als wenige Wochen unbehandelt bleiben sollte. Jeder, gleich welchen Alters, dessen Blutdruck dauernd

Wichtige Arzneimittel gegen Bluthochdruck

Die wichtigsten Antihypertonika lassen sich in folgende sieben Hauptgruppen unterteilen. Nähere Informationen zu den einzelnen Gruppen finden Sie auf S. 67–75.

THIAZIDDIURETIKA	Bendrofluazid, Chlorothiazid, Chlorthalidon, Cyclopenthiazid, Hydrochlorothiazid, Indapamid, Mefrusid, Metolazon, Polythiazid, Xipamid
BETABLOCKER	Celiprololhydrochlorid, Esmololhydrochlorid, Labetalolhydrochlorid, Metoprololtartrat, Nadolol, Oxprenololhydrochlorid, Pindolol, Sotalolhydrochlorid, Timololmaleat
CALCIUMKANALBLOCKER	Amlodipinbesylat, Diltiazemhydrochlorid, Felodipin, Isradipin, Lacidipin, Lercanidipinhydrochlorid, Nicardipinhydrochlorid, Nifedipin, Nisoldipin, Verapamilhydrochlorid
ACE-HEMMER	Captopril, Cilazapril, Enalaprilmaleat, Fosinopril, Lisinopril, Moexiprilhydrochlorid, Perindopril, Quinapril, Ramipril, Trandolapril
ALPHABLOCKER	Doxazosin, Phenoxybenzaminhydrochlorid, Indoramin, Phentolaminmesylat, Prazosin, Terazosin
ZENTRAL WIRKENDE MEDIKAMENTE	Clonidinhydrochlorid, Methyldopa, Moxonidin
ANGIOTENSINREZEPTOR-ANTAGONISTEN	Candesartancilexetil, Irbesartan, Losartan-Kalium, Valsartan

über 160/90 mmHg liegt, sollte blutdrucksenkende Medikamente einnehmen. Die einzige ungeklärte Frage ist, ob dies auch für Betroffene über achtzig gilt; vielleicht sollte bei dieser Altersgruppe erst ab einem Schwellenwert knapp über 160/90 mmHg mit der Arzneimitteltherapie begonnen werden. In naher Zukunft werden weitere Erkenntnisse hierzu erwartet.

Antihypertonika sind besonders im Alter zwischen 60 und 80 Jahren wirksam – ein Alter, bei dem ohne Behandlung ein hohes Schlaganfallrisiko besteht. Viele ältere Menschen fürchten, sie könnten einen Schlaganfall erleiden: Eine medikamentöse Behandlung kann dem weitgehend vorbeugen – ein triftiger Grund, die Tabletten nach Verordnung einzunehmen!

BLUTDRUCKKONTROLLE

Alle Antihypertonika sind in etwa gleich wirksam und vermindern den systolischen Druck um 10 bis 15, den diastolischen um 6 bis 8 mmHg. Betroffene reagieren individuell und unterschiedlich: Ältere Menschen sprechen z. B. auf einige Präparate besser an als andere, dasselbe gilt für Menschen afro-karibischer Abstammung.

Nicht vergessen werden darf dabei, dass die Blutdrucksenkung, die durch ein beliebiges Antihypertonikum erreichbar ist, auch durch rigorose Einschränkung der Salzaufnahme, Abnehmen und Mäßigung des Alkoholkonsums herbeigeführt werden kann. Sie können die Wirkung Ihrer medikamentösen Behandlung verstärken, indem Sie weniger Salz essen und die damit verbundene Umstellung Ihrer Ernährung nicht scheuen.

Bei etwa der Hälfte aller Betroffenen reicht eine Tablette pro Tag aus, um den Blutdruck unter Kontrolle zu halten. Die übrigen benötigen dafür zumeist eine Kombinationstherapie mit zwei bzw. in 10 Prozent der Fälle mit drei verschiedenen Medikamenten. Im schlimmsten Fall müssten Sie demnach nicht mehr als drei Tabletten täglich einnehmen, meistens alle gleichzeitig, entweder morgens oder abends. Ältere Präparate, die zwei- bis dreimal täglich einzunehmen sind, sollten heute nicht mehr verordnet werden. Der Vorteil: Je weniger Tabletten Sie einnehmen müssen, desto geringer ist die Wahrscheinlichkeit, dass Sie die Einnahme vergessen.

Sollten Sie zu der Minderheit gehören, deren Blutdruck sich als schwer kontrollierbar erweist, werden Sie eventuell an einen Spezialisten verwiesen. In seltenen Fällen kann eine Blutdruckkontrolle auch einmal nahezu unmöglich sein, vielleicht weil bei den Betroffenen erst in einem späten Erkrankungsstadium eine blutdrucksenkende Behandlung eingeleitet wurde und die strukturellen Veränderungen der kleinen Arteriolen infolgedessen so weit fortgeschritten sind, dass Medikamente kaum mehr wirken. Selbst unter solchen Bedingungen beugt eine Blutdrucksenkung Herzinfarkt und Schlaganfall vor.

Die meisten Hochdruckkranken haben nur leicht bis mäßig erhöhten Blutdruck, der gut unter Kontrolle zu bringen ist. Gehören Sie zu dieser Mehrheit, ist eine Behandlung durch Ihren Hausarzt vollkommen ausreichend.

WO FINDEN SIE HILFE?
Ist Ihr Blutdruck nur leicht erhöht, kann Ihr Hausarzt Ihnen eine blutdrucksenkende Arzneimitteltherapie verordnen.

LANGZEITBEHANDLUNG

Viele Betroffene nehmen fälschlicherweise an, dass sie ihre blutdrucksenkenden Medikamente nur vorübergehend einnehmen müssten, so wie ein Antibiotikum, und die ganze Sache danach vergessen könnten. Ein äußerst gefährlicher Irrtum! Wenn Sie Ihre Tabletten absetzen, steigt Ihr Herzinfarkt- und Schlaganfallrisiko wieder.

Von ganz wenigen Ausnahmen abgesehen müssen blutdrucksenkende Medikamente lebenslang eingenommen werden. Mit zunehmendem Alter steigt das Schlaganfallrisiko und gleichzeitig der Nutzen einer blutdrucksenkenden Behandlung.

Wenn Sie Ihre Medikamente absetzen und Ihr Blutdruck dennoch niedrig bleibt, sollte geklärt werden, ob Sie jemals wirklich Bluthochdruck hatten oder ob Ihre Behandlung nicht eher auf Grundlage eines einzelnen Blutdruckwerts eingeleitet wurde, der stressbedingt erhöht war. Tatsächlich sind die Chancen, bei echter Hypertonie irgendwann auf Medikamente verzichten zu können, gering.

War Ihr Blutdruck ohnehin nur leicht erhöht und Sie müssen daher nur eine Tablette pro Tag einnehmen, ist es hingegen möglich, diese Behandlung durch salzarme Kost, Gewichtsabnahme, Mäßigung des Alkoholkonsums und mehr Bewegung zu ersetzen. Allerdings müssen etwa die Hälfte der Betroffenen, die diesen Punkt erreicht haben, die Behandlung irgendwann wieder aufnehmen. Stimmt Ihr Arzt dem Aussetzen der Behandlung zu, sind regelmäßige Kontrolluntersuchungen nötig, zuerst monatlich und später alle drei Monate. Sehr wahrscheinlich kehrt Ihr Bluthochdruck eines Tages zurück und erfordert eine erneute medikamentöse Behandlung.

Wer zur Blutdruckbehandlung auf mehr als ein Medikament angewiesen ist, kann wahrscheinlich nie ganz auf Arzneimittel verzichten. Manche, deren Blutdruck anfangs schwer zu kontrollieren war und die drei oder gar vier verschiedene Mittel einnehmen mussten, sprechen jedoch im Lauf der Jahre besser auf die Behandlung an und kommen dann mit weniger Medikamenten aus.

Wie viele Betroffene, denen blutdrucksenkende Mittel verordnet wurden, könnten auch Sie versucht sein, die Medikamente ohne Rücksprache mit Ihrem Arzt wegzulassen. Sich einzureden, man brauche sie nicht, weil man sich gut fühlt und keine Beschwerden hat, ist zu einfach. Wenn Sie dies tun, riskieren Sie, sich eines Tages in der Notaufnahme einer Klinik wiederzufinden, weil hochdruckbedingte Komplikationen wie Herzinfarkt oder Schlaganfall eingetreten sind. Oder Ihr Arzt stellt irgendwann extrem überhöhte Blutdruckwerte fest und verordnet Ihnen vier oder fünf Präparate auf einmal. Sie können solche Entwicklungen vermeiden, indem Sie Ihre Medikamente konsequent nach Verordnung einnehmen und regelmäßig zu Kontrolluntersuchungen gehen.

DEN BEHANDLUNGSERFOLG PRÜFEN

Ist Ihr Bluthochdruck erst einmal ärztlich festgestellt und durch gezielte Behandlung unter Kontrolle gebracht worden, müssen Sie wahrscheinlich nur etwa viermal im Jahr Ihren Blutdruck messen lassen.

Diese Untersuchungen sind nötig, um sicherzustellen, dass sich Ihr Blutdruck in vertretbarem Rahmen bewegt, und werden von Ihrem Hausarzt vorgenommen. Ab und zu sind neben der Blutdruckmessung weitere Tests erforderlich, z. B. Bluttests zur Prüfung der Nierenfunktion und gelegentlich ein EKG. Zudem sollten Ihre

Cholesterinwerte überwacht werden, da hoher Cholesteringehalt im Blut wie Bluthochdruck einen Risikofaktor für Herzerkrankungen darstellt. Denn eine cholesterinsenkende Behandlung kann ebenfalls Leben retten.

ANTIHYPERTONIKA

Heute steht eine breite Palette an blutdrucksenkenden Medikamenten zur Auswahl. Das heißt, Ihr Arzt kann die Behandlung Ihren individuellen Bedürfnissen anpassen. Sie sollten Name, Wirkungsweise und mögliche Nebenwirkungen Ihrer Medikamente kennen. Die Fortschritte in der Arzneimittelentwicklung ermöglichen zunehmend, Nebenwirkungen zu minimieren oder gar vollständig zu vermeiden.

Im folgenden Abschnitt werden die derzeit verfügbaren Medikamente beschrieben. Die einzelnen beschriebenen Gruppen umfassen zahlreiche Präparate, zwischen denen jeweils geringfügige Unterschiede bestehen.

THIAZIDDIURETIKA

Diese Mittel erweitern die Blutgefäße, senken den Blutdruck und unterstützen die Nieren bei der Salz- und Wasserausscheidung über den Urin. Dadurch nimmt das zirkulierende Blutvolumen geringfügig ab und etwas Druck wird aus dem Kreislauf genommen.

Die Thiaziddiuretika wurden in den 50er Jahren eingeführt und stellen, insbesondere bei älteren Hypertonikern, nach wie vor eine Hauptstütze der Bluthochdruckbehandlung dar. Sie werden zuweilen als »Entwässerungstabletten« bezeichnet, da sie die Harnproduktion geringfügig steigern. Sie bewirken eine Entspannung der mittelgroßen Arteriolen, was für ihre blutdrucksenkende Wirkung verantwortlich ist.

Thiaziddiuretika

* Bendrofluazid
* Chlorothiazid
* Chlorthalidon
* Cyclopenthiazid
* Hydrochlorothiazid
* Indapamid
* Mefrusid
* Metolazon
* Polythiazid
* Xipamid

Anfangs wurden Thiaziddiuretika sehr hoch dosiert. Inzwischen weiß man, dass es besser ist, die kleinstmögliche Dosis für die gewünschte Wirkung zu wählen. Höhere Dosierungen bringen keine bessere Blutdrucksenkung, jedoch mehr Nebenwirkungen (z.B. Ausbruch von Gicht oder Diabetes) mit sich. In hohen Dosen vermindern Thiaziddiuretika den Kalium- und erhöhen den Cholesterin- und/oder Fettgehalt im Blut. Derartige Probleme spielen freilich heutzutage auf Grund der niedrigeren Dosierung eine weit geringere Rolle.

Bei sexuell aktiven Männern haben hohe Dosen dieser Medikamente zu Impotenz geführt. Auch dieses Problem konnte durch eine niedrigere Dosis entschärft werden; überdies werden diese Präparate sexuell aktiven Männern selten verordnet.

Viele der in den bereits genannten, sehr aussagekräftigen Studien erwähnten Vorteile einer Senkung des Blutdrucks waren diesen Arzneimitteln zu verdanken. Sie wirken gut bei Älteren sowie Menschen afro-karibischer Abstammung und besitzen fast keine spürbaren Nebenwirkungen. Veränderungen der Blutwerte sind möglich, bei Einsatz niedriger Dosen jedoch minimal.

Manchen Präparaten werden geringe Mengen Kaliumchlorid zugesetzt, um der Entwicklung von Kaliummangel vorzubeugen. Tatsächlich ist diese Kaliummenge aber so gering, dass solche Kombinationspräparate nicht mehr empfohlen werden. Thiaziddiuretika bewirken in niedrigen Dosen keinen bedeutsamen Rückgang der Kaliumwerte. Sollten die Werte doch einmal sinken, wird Ihr Arzt Ihnen ein Mittel aus einer anderen Wirkstoffgruppe verordnen.

BETABLOCKER

Diese Medikamente blockieren die Wirkung von Noradrenalin, das in Notfallsituationen zusammen mit Adrenalin den Körper in »Flucht- oder Kampfbereitschaft« versetzt. Diese stark wirkenden Substanzen erweitern manche Blutgefäße und verengen andere, um den Kreislauf auf lebenswichtige Organe wie etwa das Herz zu konzentrieren. Außerdem beschleunigen sie den Herzschlag und verstärken die Pumpkraft des Herzens, was den Blutdruck nach oben peitscht. Betablocker stoppen all diese Vorgänge: Sie verlangsamen den Herzschlag, verringern die Kontraktionskraft des Herzens und senken den Blutdruck. Daneben bewirken sie allerdings eine Verengung der Bronchien und können deshalb bei Asthmatikern nicht eingesetzt werden. Da sie die Kontraktionskraft des Herzens herabsetzen, sind sie womöglich ungeeignet, wenn Ihr Herz (z. B. bei Herzinsuffizienz) ohnehin schwach ist.

Betablocker kamen in den 60er Jahren auf den Markt. Den Betroffenen fiel der Umgang mit ihnen leichter, als es bei vielen älteren Mitteln der Fall war. Sie waren lange eine Hauptstütze der Therapie, doch im vergangenen Jahrzehnt hat ihre Bedeutung abgenommen. Manche kommen gut mit diesen Präparaten zurecht und spüren keine Nebenwirkungen; auf lange Sicht aber kann Ihre körperliche Leistungsfähigkeit etwas abnehmen, da die Medikamente Schlagfrequenz und Pumpkraft Ihres Herzens herabsetzen. Aus demselben Grund werden zuweilen Hände und Füße kalt. Manche Wirkstoffe wie Propranolol treten zudem ins Gehirn über und können lebhaftes Träumen und Schlafstörungen auslösen. Dieses Problem stellt sich bei den modernen Medikamenten in

Betablocker

- Celiprololhydrochlorid
- Esmololhydrochlorid
- Labetalolhydrochlorid
- Metoprololtartrat
- Nadolol
- Oxprenololhydrochlorid
- Pindolol
- Sotalolhydrochlorid
- Timololmaleat

dieser Gruppe kaum, sofern sie niedrig dosiert werden. Bei Älteren und bei Menschen afro-karibischer Abstammung sind diese Mittel weniger wirksam; ihnen werden meist andere Medikamente verordnet.

CALCIUMKANALBLOCKER

Calciumkanalblocker (auch Calciumantagonisten genannt) blockieren die Wirkung von Calcium auf die glatte Muskulatur der Arteriolenwände. Man nimmt an, dass Calcium eine Kontraktion dieser Muskeln verursacht und sich infolgedessen die Gefäße verengen, was den Blutdruck ansteigen lässt. Die Blockade dieser Calciumwirkung erweitert die Blutgefäße und senkt somit den Blutdruck.

Allerdings erweitern sich alle Arteriolen, so auch die im Gehirn (Folge: Kopfschmerzen), im Gesicht (Rötung) und in den Beinen (geschwollene Knöchel). Die neueren, länger wirkenden Präparate besitzen jedoch weit weniger Nebenwirkungen dieser Art. Nifedipin wird heute in dieser lang wirkenden Form verordnet; Amlodipin und Lacidipin – die ansonsten geringe Probleme bereiten – können Schwellungen an den Knöcheln hervorrufen, die weder Zeichen von Herzinsuffizienz noch gefährlich sind, aber vor allem von Frauen als sehr störend empfunden werden. Verapamil, ein weiterer Calciumantagonist, kann zu Verstopfung führen und bei einigen gleichzeitig bestehenden Herzkrankheiten gefährlich sein.

Im Jahr 1995 wurden Bedenken hinsichtlich der Sicherheit von Calciumkanalblockern vorgebracht, die jedoch durch eine 1997 veröffentlichte wichtige Studie ausgeräumt werden konnten. Sie

Calciumkanal-blocker

- Amlodipinbesylat
- Diltiazemhydrochlorid
- Felodipin
- Isradipin
- Lacidipin
- Lercanidipinhydrochlorid
- Nicardipinhydrochlorid
- Nifedipin
- Nisoldipin
- Verapamilhydrochlorid

hat gezeigt, dass Calciumantagonisten Herzinfarkt und Schlaganfall vorbeugen und keine unlösbaren Probleme verursachen. Sie sind besonders wirksam bei Älteren und Menschen afro-karibischer Abstammung.

ACE-HEMMER

ACE-Hemmer (ACE = Angiotensin-converting-Enzym) wirken der Bildung des Hormons Angiotensin II aus seinen beiden Vorläufern Renin und Angiotensin I entgegen. Da Angiotensin II gefäßverengend wirkt, führen ACE-Hemmer zu einer Erweiterung der Blutgefäße und somit zu einer Senkung des Blutdrucks.

Diese Arzneimittelgruppe sorgte im Wesentlichen für den Durchbruch in der Bluthochdruckbehandlung. Ihre Vertreter senken nicht nur den Blutdruck, sondern schützen bei Diabetikern und Hypertonikern auch die Nieren. Seit kurzem weiß man, dass sie zudem das Auftreten der Netzhautschäden verzögern, die bei Diabetikern zu Sehbehinderungen führen. Außerdem werden sie manchen Betroffenen verordnet, die bereits einen Herzinfarkt hinter sich haben.

Obwohl ACE-Hemmer sehr sicher sind, muss die erste Einnahme unter ärztlicher Aufsicht erfolgen, wenn Sie bereits ein harntreibendes Mittel (Diuretikum) einnehmen. Es kann nämlich zu plötzlichem Blutdruckabfall kommen. Auch wenn dies bei neueren Präparaten weniger wahrscheinlich ist, weist Ihr Arzt Sie vielleicht an, alle Diuretika etwa einen Tag vor der ersten Einnahme des ACE-Hemmers abzusetzen. ACE-Hemmer sind unabhängig von der Blutdruckhöhe äußerst wirksam bei der Behandlung einer Stauungsherzinsuffizienz.

ACE-Hemmer

- Captopril
- Cilazapril
- Enalaprilmaleat
- Fosinopril
- Lisinopril
- Moexiprilhydrochlorid
- Perindopril
- Quinapril
- Ramipril
- Trandolapril

Etwa einer von 1000 Menschen afro-karibischer Abstammung und einer unter 4000 Weißen reagiert akut allergisch auf diese Arzneimittel: Zunge und Lippen schwellen an, die oberen Atemwege verengen sich. Dies wird zwar selten beobachtet, jedoch auch nicht immer sofort erkannt. Ansonsten besteht die einzige wichtige Nebenwirkung dieser Medikamente in einem trockenen Reizhusten, der bei etwa 10 Prozent der männlichen und 20 Prozent der weiblichen Betroffenen auftritt. Er stellt keine Gefahr dar und stört Sie womöglich nicht allzu sehr, allerdings beschwert sich vielleicht Ihr Partner bzw. Ihre Partnerin darüber, nachts keinen Schlaf mehr zu bekommen.

Da sie im Gegensatz zu den ehemaligen Betablockern nicht ins Gehirn übertreten, besitzen ACE-Hemmer keine unerwünschten psychischen Wirkungen und die meisten kommen in der Tat sehr gut mit ihnen zurecht. Bei Älteren und Menschen afro-karibischer Abstammung wirken sie jedoch nicht besonders gut, wenn sie allein eingesetzt werden. Hier ist eventuell zusätzlich ein Thiaziddiuretikum oder ein Calciumkanalblocker hilfreich.

Alphablocker

- Doxazosin
- Indoramin
- Phenoxybenzamin-hydrochlorid
- Phentolaminmesylat
- Prazosin
- Terazosin

ALPHABLOCKER

Diese Substanzen unterbinden die Wirkung von Adrenalin auf die Gefäßmuskulatur. Adrenalin verengt die Blutgefäße und lässt den Blutdruck hochschnellen. Eine Blockade der entsprechenden Rezeptoren führt zur Entspannung der Gefäße und Senkung des Blutdrucks. Daher können Alphablocker Schwindelanfälle hervorrufen, besonders wenn Sie plötzlich aufstehen. Ansonsten besitzen sie nur wenige Nebenwirkungen.

Früher mussten die Alphablocker dreimal täglich verabreicht werden und lösten Nebenwirkungen wie Schwindel, Benommenheit und Mundtrockenheit aus. Seit kurzem sind zwei Präparate im Handel, die einmal täglich eingenommen werden können: Doxazosin und Terazosin. Sie sind vollkommen sicher, können vereinzelt aber dennoch Schwindelanfälle auslösen.

Alpharezeptorenblocker beeinflussen neben dem Blutdruck noch andere Körperfunktionen. Sie führen zu einer Entspannung der Harnblase, was für Männer mit Prostatavergrößerung und entsprechenden Problemen beim Wasserlassen günstig ist. Bei Frauen kann gelegentlich Stressinkontinenz auftreten, die nach Absetzen der Tabletten wieder verschwindet.

ZENTRAL WIRKENDE MEDIKAMENTE

Diese Präparate wirken auf den Teil des Gehirns, der den Blutdruck reguliert. Sie werden heute nur selten eingesetzt. Obwohl sie vollkommen sicher sind, können sie – insbesondere in hohen Dosen – Müdigkeit, Lethargie und Depression hervorrufen.

Neuere, anders wirkende Medikamente besitzen weniger Nebenwirkungen und sind ebenso sicher, so dass Methyldopa heute meist nur dann eingesetzt wird, wenn andere Mittel versagt haben. Es wird an Schwangere verabreicht, bei denen es nachweislich vollkommen sicher ist. Aus guten Gründen werden Schwangeren nur solche Medikamente verordnet, die seit vielen Jahren auf dem Markt sind, weil somit mehr Erfahrungen mit unerwünschten Wirkungen auf das Ungeborene vorliegen. Die Sicherheit von Methyldopa in der Schwangerschaft ist gut belegt. Nach der Geburt wird Ihre Behandlung, falls nötig, mit einem anderen Präparat fortgesetzt.

Zentral wirkende Medikamente

- Clonidinhydrochlorid
- Methyldopa
- Moxonidin

ANGIOTENSINREZEPTOR-ANTAGONISTEN

Diese Medikamente wirken ähnlich wie ACE-Hemmer, wobei sie statt der Aktivierung von Angiotensin II den Angiotensin-II-Rezeptor blockieren, daher eine spezifischere Wirkung auf den Blutdruck ausüben und keine störenden Nebenwirkungen wie Husten haben.

Die 1995 eingeführte neuartige Arzneimittelgruppe wurde schnell populär, da sie weniger Nebenwirkungen zu haben scheint als alle anderen Arzneimittelgruppen. Sie senkt den Blutdruck nachhaltig und ist bemerkenswert sicher. Bisher liegen keine Langzeitstudien vor; zurzeit sind aber viele derartige Untersuchungen im Gange.

Angiotensinrezeptor-Antagonisten haben viele Wirkungen mit ACE-Hemmern und manche mit Betablockern gemeinsam. Mitunter wirken sie bei Älteren und Menschen afro-karibischer Abstammung weniger gut. Ähnlich wie ACE-Hemmer könnten auch die neuen Präparate besonders nützlich für Nieren- und Herzkranke sein; genauere Informationen dazu werden erst nach und nach zur Verfügung stehen.

KOMBINATIONSTHERAPIE

Wie auf Seite 63 erwähnt, ist etwa jeder zweite Hochdruckkranke auf mehr als ein Medikament angewiesen. Meist müssen täglich maximal vier Tabletten eingenommen werden, manchmal weniger. Bestimmte Kombinationen sind wirksamer als andere – generell werden Betablocker und ACE-Hemmer am besten mit entweder einem Thiaziddiuretikum oder Calciumantagonisten kombiniert, wohingegen mit einer Kombination aus Betablockern und ACE-Hemmern bzw. eines Thiaziddiuretikums mit einem Calciumantagonisten wenig aus-

Angiotensinrezeptor-Antagonisten

* Candesartancilexetil
* Irbesartan
* Losartan-Kalium
* Valsartan

zurichten ist. Es gibt indes viele Ausnahmen von dieser Regel. Gehören Sie zu der Minderheit, die zur Blutdruckregulierung drei verschiedene Präparate benötigt, treten zwischen diesen wahrscheinlich keine bedeutenden Wechselwirkungen auf. Es ist vorteilhafter, zwei oder mehr niedrig dosierte Antihypertonika einzusetzen, anstatt ein einziges Medikament hoch zu dosieren. Alle Tabletten können einmal täglich gleichzeitig eingenommen werden. Um die Kombinationsbehandlung zu vereinfachen, gibt es blutdrucksenkende Tabletten, die zwei verschiedene, gut kombinierbare Wirkstoffe enthalten.

AFRO-KARIBISCHE ABSTAMMUNG

Bluthochdruck ist unter Menschen afro-karibischer Abstammung weit verbreitet. In den USA kommt er in dieser ethnischen Gruppe doppelt so häufig vor wie unter der weißen und hispanischen Bevölkerung. In Europa und urbanen Gesellschaften Afrikas zeigt sich ein ähnliches Bild, wogegen Hypertonie in ländlichen afrikanischen Regionen relativ selten ist.

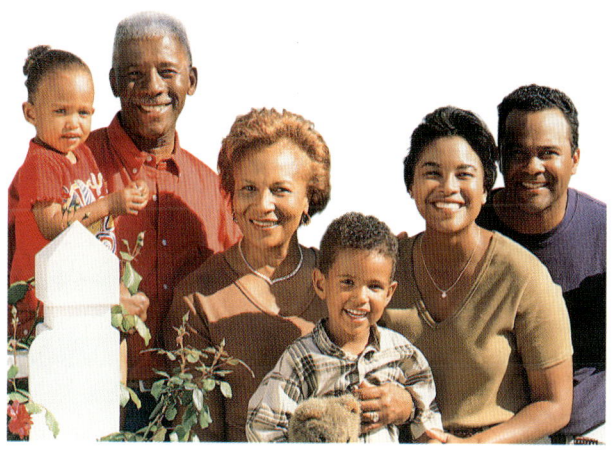

ETHNISCH BEDINGTES RISIKO
Dass Menschen afro-karibischer Abstammung doppelt so häufig an Bluthochdruck erkranken wie Weiße, kann verschiedene Gründe haben – auf jeden Fall scheint Kochsalz eine Rolle zu spielen.

75

Vieles spricht dafür, dass die starke Häufigkeit von Bluthochdruck unter der Bevölkerung afro-karibischer Herkunft in Europa und den USA mit Kochsalz zu tun hat. In Afrika ist mit fortschreitender Urbanisierung ein scharfer Anstieg der Salz- sowie ein mäßiger Rückgang der Kaliumaufnahme zu beobachten; beides begünstigt den Blutdruckanstieg. In Europa und den USA gibt es weniger Hinweise darauf, dass Menschen afro-karibischer Abstammung mehr Salz konsumieren als andere, obwohl sich schwarze US-Amerikaner mit einem geringeren Anteil an Obst und Gemüse und damit kaliumärmer ernähren. Im Vergleich zu anderen Rassen bedingt die afro-karibische Abstammung scheinbar eine verstärkte Empfindlichkeit gegenüber Kochsalz.

Infolge der erhöhten Kochsalzempfindlichkeit weisen Hochdruckkranke afro-karibischer Abstammung möglicherweise geringere Mengen der Hormone Renin und Angiotensin II im Blut auf. Dies gewinnt an Bedeutung, weil einige Antihypertonika ihre Wirkung durch Blockade ebendieser Hormone ausüben. Es überrascht also nicht, dass diese Mittel bei Menschen mit ohnehin niedrigen Renin- und Angiotensinwerten schwächer wirken. Wenn Sie zu dieser Gruppe gehören, könnten ACE-Hemmer oder Angiotensinrezeptor-Antagonisten für Sie ungeeignet sein, doch es stehen wirksame Alternativen zur Verfügung in Form anders wirkender Präparate wie Thiaziddiuretika, Calciumantagonisten, Alphablocker, notfalls auch zentral wirkende Medikamente.

Nach Erhebungen in Großbritannien erkranken Menschen afro-karibischer Abstammung dreimal häufiger an Diabetes als Weiße, denn Diabetes und Bluthochdruck treten oft gemeinsam auf. Leiden Sie an beidem, ist Ihr Herz-Kreislauf-Risiko entsprechend erhöht. Ihr Arzt wird deshalb wahrscheinlich bereits bei leichtem Bluthochdruck Medikamente verordnen. Nach derzeit herrschender Auffassung sollte jeder Betroffene, bei dem gleichzeitig Diabetes und Hypertonie mit regelmäßigen Blutdruckwerten über 140/90 mmHg vorliegen, ungeachtet seiner Rasse medikamentös behandelt werden.

In Großbritannien sowie in geringerem Ausmaß in den USA ist koronare Herzkrankheit (d. h. Angina pectoris und Herzinfarkt) bei Hochdruckkranken afro-karibischer Abstammung vergleichsweise selten. Andererseits kommen Niereninsuffizienz und Schlaganfall in dieser Population häufiger vor. Die Ursachen für diese ethnischen Unterschiede sind nicht ganz klar. Wenn Sie zur afro-karibischen Bevölkerung gehören, sollten Sie Ihren Salzkonsum einschränken, den Blutdruck regelmäßig messen lassen und darauf vorbereitet sein, bei anhaltend hohen Blutdruckwerten die Einnahme von Medikamenten zu beginnen und fortzuführen.

BLUTHOCHDRUCK BEI ASIATEN
In Europa lebende Menschen aus Südostasien erkranken häufig an Bluthochdruck, teils bedingt durch die fettreiche Ernährung der westlichen Überflussgesellschaft.

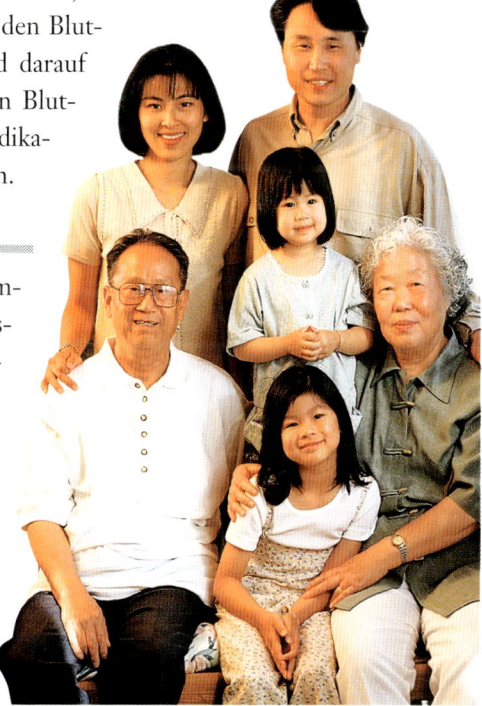

ASIATEN

Menschen südasiatischer Abstammung, die in einem westlichen Industrieland leben, erkranken überdurchschnittlich häufig an Hypertonie – vermutlich infolge einer stärkeren Neigung zu Übergewicht und Diabetes. Unter der asiatischen Bevölkerung in Großbritannien ist koronare Herzkrankheit (Angina pectoris und Herzinfarkt) weit verbreitet, möglicherweise zum Teil infolge des gewohnheitsmäßigen hohen Fettverzehrs. Wie auch bei den afro-karibischen Ethnien bleiben die rassebedingten Unterschiede in den Erkrankungsraten teilweise ungeklärt. Asiaten scheinen nach derzeitigem Erkenntnisstand auf die verschiedenen Arten von blutdrucksenkenden Medikamenten nicht anders anzusprechen als Weiße.

═══ ANDERE ETHNISCHE GRUPPEN ═══

Was andere in Europa lebende Ethnien angeht, so wissen wir bisher relativ wenig über das Vorkommen von Bluthochdruck und die dadurch bedingten Komplikationen. Manche Menschen chinesischer Abstammung nehmen viel Salz mit ihrer Nahrung zu sich, was die relativ starke Häufigkeit von Schlaganfällen sowohl in China wie in Japan erklären könnte. Es ist aber für jedermann sinnvoll, die bereits an anderer Stelle genannten Ratschläge zur Einschränkung des Salzkonsums zu befolgen. Hinweise auf eine mögliche Schädlichkeit orientalischer Kräuter oder Gewürze gibt es keine. Gehen Sie jedoch vorsichtig mit aus China importierten Heilkräutern um. Manche sind sehr giftig und ihre Inhaltsstoffe unterliegen keinerlei Qualitätskontrolle. Die Empfehlungen zur Lebensweise sind für alle gleich: Fette, salzige Nahrung ist schlecht für die Gesundheit von Herz und Kreislauf, wohingegen fett- und kochsalzarme Kost mit hohen Obst- und Gemüseanteilen vorteilhaft ist und vor Krankheit im Allge-

GESUNDE ERNÄHRUNG
Auch wenn Sie keiner ethnischen Risikogruppe angehören, ist eine fett- und kochsalzarme Ernährung mit viel Obst und Gemüse erstrebenswert.

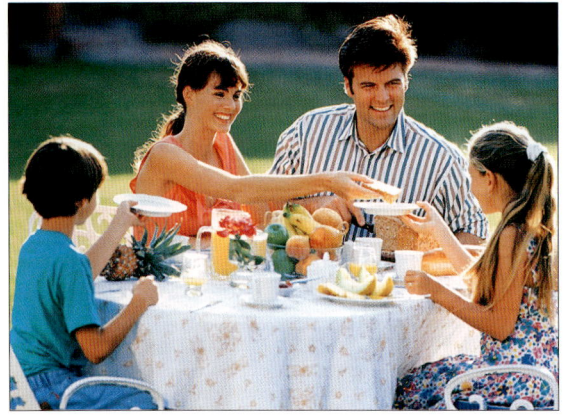

vor Krankheit im Allgemeinen und Herz-Kreislauf-Erkrankungen im Besonderen schützt. Unabhängig davon, welcher ethnischen Gruppe Sie angehören, sollten Sie außerdem übermäßigen Alkoholgenuss vermeiden und sich ausreichend bewegen.

WICHTIGES AUF EINEN BLICK

- Antihypertonika sind in großer Auswahl verfügbar.
- Alle Antihypertonika sind in etwa gleich wirksam.
- Etwa die Hälfte aller Betroffenen sind auf zwei oder mehr blutdrucksenkende Medikamente angewiesen.
- Modernere Präparate haben weniger Nebenwirkungen.

Sonderfälle

Bei manchen Erkrankungen bzw. Menschen sind bei der Vorbeugung und der gezielten medikamentösen Behandlung von Bluthochdruck besondere Umstände zu berücksichtigen.

SCHWANGERE FRAUEN
Während einer Schwangerschaft wird der Blutdruck regelmäßig kontrolliert, damit jeder ernsthafte Hochdruck sofort behandelt werden kann.

Insbesondere Kinder, Ältere, Schwangere oder kranke Menschen, die bestimmte Medikamente einnehmen, brauchen besondere Aufmerksamkeit.

SCHWANGERSCHAFT

Wenn Sie schwanger sind, bleibt Ihr Blutdruck normalerweise gleich oder sinkt ein wenig. Manche Frauen bemerken während ihrer Schwangerschaft, dass sie hohen Blutdruck haben, wahrscheinlich weil er bereits längere Zeit vorher erhöht war, aber nicht gemessen wurde. In diesem Fall handelt es sich um einen Zufallsbefund, der nichts mit der Schwangerschaft an sich zu tun hat, sondern lediglich in ihrem Verlauf entdeckt

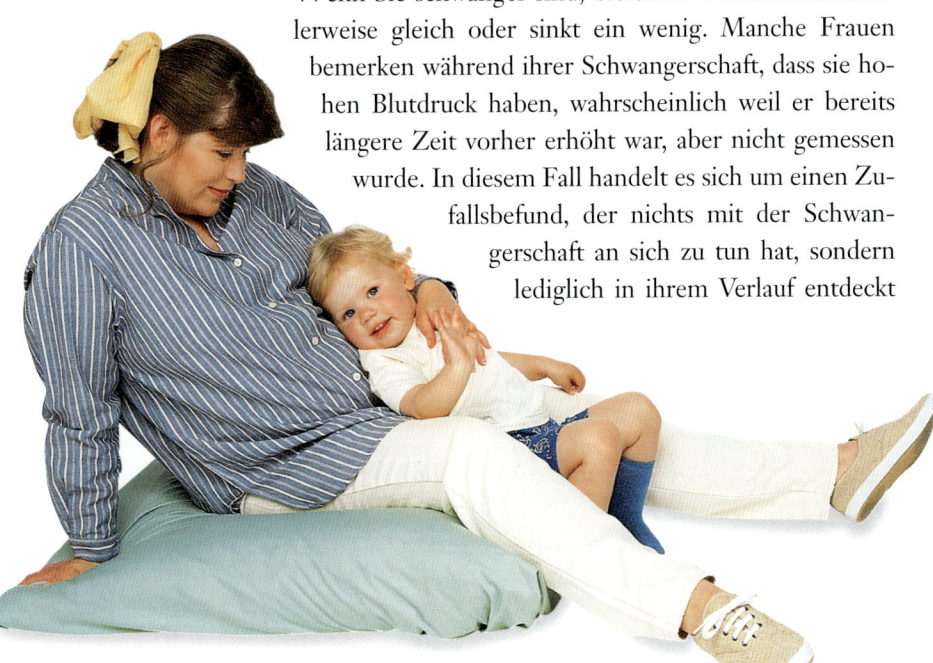

wird. Die Behandlung ist im Prinzip die gleiche wie bei anderen Hochdruckkranken, obwohl sich die Wahl der Medikamente unterscheiden kann.

LEICHT ERHÖHTER BLUTDRUCK

Bei etwa 25 Prozent aller erstmals schwangeren Frauen tritt im letzten Schwangerschaftsdrittel ein leichter Bluthochdruck auf. Liegen weder Nierenschäden noch Eiweiß im Urin vor, unterbleibt meist eine medikamentöse Behandlung. Die Bedeutung leicht erhöhter Blutdruckwerte während der Schwangerschaft ist unklar, eine regelmäßige Kontrolle jedoch unverzichtbar.

PRÄEKLAMPSIE

Präeklampsie kann für Schwangere und ihr Kind äußerst gefährlich sein. Sie betrifft etwa fünf Prozent der Frauen in der zweiten Hälfte ihrer ersten Schwangerschaft und ist definiert als Blutdruck über 160/90 mmHg; gewöhnlich ist auch Eiweiß im Urin.

Eine unentdeckte Präeklampsie kann zur Eklampsie fortschreiten, einem sehr ernsten Zustand, der die Aufnahme ins Krankenhaus und spezielle Behandlungsmaßnahmen erfordert. Die Betroffene erleidet Krampfanfälle, wobei Mutter wie Kind in Gefahr sind. Die Ursache ist nicht genau bekannt, eine sichere Vorbeugung gibt es nicht. Präeklampsie ist ab der zweiten Schwangerschaft vom gleichen Partner seltener.

REGELMÄSSIGE UNTERSUCHUNGEN

Jedes Mal wenn Sie Ihren Frauenarzt aufsuchen, werden Ihr Blutdruck und Urin auf Zeichen einer Präeklampsie hin untersucht. Blutdrucksenkende Medikamente, die Ihnen erstmals während der Schwangerschaft verordnet wurden, können wahrscheinlich etwa zwei Wochen nach der Geburt abgesetzt werden. Ihr Arzt wird Sie jedoch zu regelmäßigen Kontrolluntersuchungen bitten. Viele Frauen, die während ihrer Erstschwangerschaft Bluthochdruck hatten, bekommen in weiteren Schwangerschaften keine Probleme damit. Möglicherweise ist Ihr Risiko, in einem späteren Lebensalter daran zu erkranken, erhöht – daher sollten Sie etwa einmal jährlich Ihren Blutdruck messen lassen.

GEEIGNETE MEDIKAMENTE

In der Schwangerschaft ist die Auswahl an Antihypertonika stark eingeschränkt. Methyldopa und Labetalol sind sicher, Atenolol sollten Schwangere meiden, da es beim Neugeborenen zu Untergewicht führen kann. ACE-Hemmer dürfen während der Schwangerschaft keinesfalls verabreicht werden. Bei hartnäckigem Bluthochdruck kann zudem Nifedipin gegeben werden.

ATEMWEGSERKRANKUNGEN

Am wichtigsten ist, dass Sie keine Betablocker nehmen dürfen, wenn Sie an Asthma oder vergleichbaren Atemproblemen leiden; die anderen Antihypertonika sind diesbezüglich unproblematisch. ACE-Hemmer können einen störenden trockenen Husten verursachen, der indes selten mit Atembeschwerden verbunden ist. Er verschwindet nach Absetzen der Tabletten und es gibt zahlreiche alternative Behandlungsmöglichkeiten.

ANGINA PECTORIS

Bei pektanginösen Beschwerden werden detaillierte Untersuchungen wie etwa Bluttests zur Messung des Cholesterinspiegels vorgenommen und, wenn nötig, cholesterinsenkende Medikamente verabreicht. Betablocker können die Häufigkeit von Angina-pectoris-Anfällen verringern, müssen aber unter strenger ärztlicher Aufsicht eingenommen werden.

HERZINFARKT

Nach einem Herzinfarkt können Sie von der Einnahme lipidsenkender Medikamente wie Simvastatin zur Herabsetzung Ihres Cholesterinspiegels profitieren: Sie beugen dadurch weiteren Infarkten vor. ACE-Hemmer und Betablocker bringen möglicherweise weitere Vorteile, indem sie nicht nur Ihren Blutdruck, sondern auch die Belastung Ihres Herzens senken und es so vor weiterem Schaden bewahren. Ihr Arzt wird meist eine niedrige Aspirindosis empfehlen.

NACH EINEM SCHLAGANFALL

Haben Sie unglücklicherweise einen Schlaganfall erlitten, kann eine zu schnelle Blutdrucksenkung schädlich sein, während auf lange Sicht die Behandlung Ihres Bluthochdrucks das Risiko weiterer Schlaganfälle herabsetzen kann.

Die Wahl des idealen Medikaments bleibt Ihrem Arzt vorbehalten. Wenn Sie einen Schlaganfall hatten, heißt das nicht, dass bestimmte Präparate für Sie besonders gut oder schlecht geeignet sind. Wurde Ihr Schlaganfall erwiesenermaßen durch eine Zerebralthrombose (Blutgerinnsel im Gehirn) – im Gegensatz zur Gehirnblutung – verursacht, erhalten Sie niedrig dosiertes Aspirin.

ENTNAHME EINER BLUTPROBE
Bei Angina pectoris wird Ihnen Ihr Arzt wahrscheinlich Blut zur Messung Ihrer Cholesterinwerte abnehmen. Bei zu hohen Werten wird er eine cholesterinsenkende Behandlung einleitetn.

DEPRESSION

Sind Sie wegen Ihres Bluthochdrucks bedrückt oder besorgt, sollten Sie berücksichtigen, dass die blutdrucksenkende Arzneimitteltherapie auf eine mittlerweile 50-jährige Erfolgsgeschichte verweisen und das Herzinfarkt- und Schlaganfallrisiko durch sie erheblich gesenkt werden kann.

Ältere Betablocker wie Propranolol oder das zentral wirkende Medikament Methyldopa könnten ungeeignet für Sie sein, da sie manchmal Depression, Lethargie und Müdigkeit hervorrufen, bei Depressionsneigung sollten Sie diese Mittel besser meiden. Thiaziddiuretika und neuere Antihypertonika scheinen keine Stimmungsschwankungen zu verursachen.

Falls Sie zur Depressionsbehandlung Lithium erhalten, sollten Sie zur Blutdrucksenkung keine Thiaziddiuretika einnehmen – Ihre Lithiumwerte könnten sonst gefährlich hoch ansteigen.

DIE PILLE

Die meisten oralen Verhütungsmittel rufen einen winzigen, folgenlosen Blutdruckanstieg hervor. Bei etwa fünf Prozent der Frauen steigt der diastolische Druck über 90 mmHg – dabei handelt es sich überwiegend um ältere, übergewichtige oder um jene Frauen, die schon einmal leichten Bluthochdruck hatten. Selten führt die Pille allein zu einer behandlungsbedürftigen Hypertonie.

Vermutlich verursachen die neueren, niedrig dosierten oralen Kombinationspräparate sowie die Pillen, die ausschließlich Progesteron enthalten, einen geringeren Blutdruckanstieg als ältere, hochdosierte Kombinationspräparate. Sie können orale Kombinationspräparate auch dann einnehmen, wenn Sie hohen Blutdruck haben, vorausgesetzt, Sie werden gewissenhaft ärztlich betreut. Übergewicht zu vermeiden, ist dabei besonders wichtig. Oft sind von den in Verbindung mit oralen Verhütungsmitteln auftretenden Komplikationen ältere Raucherinnen betroffen.

HORMONERSATZTHERAPIE

Die mit der Hormonersatztherapie (HET) aufgenommene Östrogenmenge ist geringer als bei der Pille. Früher waren die Ärzte zurückhaltend mit der Verabreichung von HET an Frauen mit Hochdruck. Neuere Forschungsergebnisse bestätigen aber die Sicherheit dieser Behandlung, vorausgesetzt, Sie stehen unter strenger ärztlicher Aufsicht. Hypertonie an sich ist kein Grund, auf HET zu verzichten. Sie sollten jedoch nicht übermäßig zunehmen, was bei dieser Behandlung zuweilen eine Begleiterscheinung ist. Wechselwirkungen zwischen HET und Antihypertonika sind bisher nicht bekannt.

DIABETES MELLITUS

Bei Diabetikern kommt Bluthochdruck im Vergleich zum Rest der Bevölkerung häufiger vor. Wenn Sie von beiden Erkrankungen betroffen sind, ist Ihr Risiko, Schäden an Augen und Nieren, koronare Herzkrankheit bzw. einen Schlaganfall zu erleiden, erhöht.

Abgesehen von einer guten Blutzuckereinstellung sollten Sie Übergewicht meiden und Ihre Cholesterinwerte überprüfen und, falls nötig, behandeln lassen. Ihr Blutdruck muss streng kontrolliert wer-

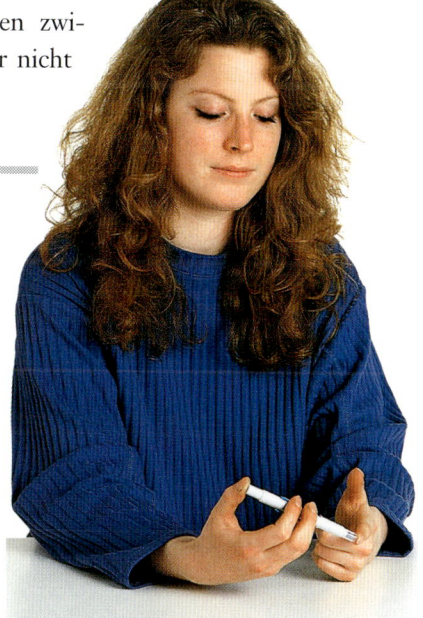

WACHSAM SEIN
Neben einer regelmäßigen Messung des Blutzuckerspiegels, wie diese junge Frau sie gerade vornimmt, sollten Diabetiker auch ihren Blutdruck regelmäßig kontrollieren lassen. Die Kombination von Hypertonie und Diabetes birgt ein stark erhöhtes Risiko, dass Augen- und Nierenschäden sowie Herzkrankheiten auftreten.

den. Manches deutet darauf hin, dass ACE-Hemmer bei Typ-I-Diabetes (der Insulininjektionen erfordert) hinsichtlich der Vorbeugung von Nieren- und Augenschäden anderen Arzneimittelgruppen überlegen sind.

In einer Studie wurde nachgewiesen, dass eine Blutdrucksenkung auf unter 140/85 mmHg bei Typ-II-Diabetes besonders vorteilhaft ist. Während also die Schwelle für den Beginn einer medikamentösen Behandlung bei Nicht-Diabetikern bei 160/90 mmHg liegt, sollten Diabetiker ab Werten von 130–140/85 mmHg behandelt werden.

ÜBERGEWICHT BEI KINDERN
Übergewichtige Kinder neigen zu Bluthochdruck, insbesondere bei familiärer Veranlagung.

KINDER

Stark erhöhter Blutdruck ist bei Kindern selten und gewöhnlich mit Nierenerkrankungen verbunden; diese Kinder sollten unbedingt von pädiatrischen Spezialisten behandelt werden. Kinder mit Übergewicht oder gehäuftem Auftreten von Bluthochdruck in der Familie können leicht erhöhten Blutdruck haben.

Wenn Sie an Hypertonie leiden, sollte Ihnen bewusst sein, dass Ihre Kinder ebenfalls Hochdruck bekommen können. Sorgen Sie vorsorglich dafür, dass Ihre Kinder sich so kochsalzarm wie möglich ernähren und wenig Knabbereien, Salzgebäck und Fertigprodukte verzehren. Des Weiteren sollten Sie Übergewicht verhindern.

Sehr selten kann Bluthochdruck Folge der so genannten autosomal dominanten polyzystischen Nierenerkrankung sein, die meist erst im Erwachsenenalter diagnostiziert wird. Leidet ein Elternteil daran, sollten Sie wissen, dass die Hälfte Ihrer Nachkommen ebenfalls davon betroffen sein wird.

Wenn bei Ihnen eine autosomal dominante polyzysti-sche Nierenerkrankung vorliegt, sollten Sie Ihre Kinder vorsorglich untersuchen lassen.

ÄLTERE MENSCHEN

Bis vor einigen Jahren gingen Experten davon aus, dass ältere Menschen anders behandelt werden mussten als junge; diese Auffassung hat sich mittlerweile als falsch erwiesen. Denn mit zunehmendem Alter steigt der Blut-druck und damit das Herzinfarkt- und Schlaganfallrisiko an. Neuere Studien haben gezeigt, dass eine gezielte Bluthochdruckbehandlung bei Älteren besonders wirk-sam ist und sehr viele Herzinfarkte und Schlaganfälle vermeiden kann. Im Alter kommt es außerdem vermehrt zu weiteren Erkrankungen wie Diabetes oder Arthritis. In diesem Fall benötigen Sie eventuell verschiedene Antihypertonika.

Ansonsten ist die Bluthochdruckbehandlung unabhän-gig von Ihrem Alter die gleiche. Liegt Ihr Blutdruck ständig über 160/90 mmHg, auch nachdem Sie die auf S. 53–59 beschriebenen Veränderungen an Ihrer Lebens-weise vorgenommen haben, müssen Sie mit der Einnah-me blutdrucksenkender Medikamente beginnen. Thia-ziddiuretika und Calciumkanalblocker sind bei älteren Betroffenen dann tendenziell wirksamer als ACE-Hem-mer und Betablocker. Manchmal müssen Sie statt eines einzigen, hoch dosierten Medikaments zwei verschiede-ne in geringerer Dosierung einnehmen. Denken Sie da-ran, dass eine medikamentöse Hochdruckbehandlung zur Vorbeugung von Schlaganfällen besonders geeignet ist. Und Sie können ein normales, aktives Leben führen, sofern Sie sich gesund ernähren, mit Kochsalz sparen und reichlich kaliumreiches Obst und Gemüse essen.

WICHTIGES AUF EINEN BLICK

- Schwangere Frauen bedürfen einer strengen Kontrolle ihres Blutdrucks und zuweilen einer medikamentösen Behandlung.

- Herz- und Atemwegserkrankungen sowie Diabetes beeinflussen die Auswahl der Antihypertonika.

- Bei Menschen über 65 Jahren wird der Blutdruck wie bei jüngeren behandelt; diese Behandlung reduziert zweifelsfrei das Infarkt- und Schlaganfallrisiko.

Fragen und Antworten

Was ist Bluthochdruck (Hypertonie)?
Wer an Bluthochdruck (Hypertonie) leidet, hat einen überdurchschnittlich hohen Blutdruck. Bleibt der Bluthochdruck über einen längeren Zeitraum bestehen, kann ein erhöhtes Herzinfarkt- und Schlaganfallrisiko die Folge sein.

Kann man etwas dagegen tun?
Ja: Die Senkung des Blutdrucks beugt erwiesenermaßen Herzinfarkt und Schlaganfall vor.

Wie kann ich herausfinden, ob ich an Bluthochdruck leide?
Lassen Sie Ihren Blutdruck von Ihrem Arzt oder in einer Apotheke messen. Hoher Blutdruck äußert sich nicht durch bestimmte Symptome. Bei jedem Erwachsenen sollte deshalb der Blutdruck routinemäßig gemessen werden.

Wie kann ich meinen Blutdruck senken?
Sie können durch salzarmes Essen und viel Obst und Gemüse zur Senkung Ihres Blutdrucks beitragen. Außerdem sollten Sie Übergewicht vermeiden und Alkohol nur in Maßen genießen.

Und wenn das alles nichts hilft?
Lässt sich Ihr Blutdruck durch nichtmedikamentöse Maßnahmen allein nicht senken, wird oft eine Behandlung mit Arzneimitteln nötig. Die Auswahl an blutdrucksenkenden Medikamenten ist groß und Nebenwirkungen sind sehr selten. Das Wichtigste: Ihr Herzinfarkt- und Schlaganfallrisiko kann durch gezielte Behandlung Ihres Blutdrucks stark vermindert werden.

Wie lang muss ich behandelt werden?
Sie dürfen blutdrucksenkende Medikamente nur unter ärztlicher Betreuung mit regelmäßigen Nachkontrollen absetzen. Fast alle Betroffenen müssen ihre Medikamente für den Rest ihres Lebens einnehmen. Selbst wenn ein Aussetzen Ihrer medikamentösen Behandlung möglich sein sollte, müssen Sie zur Vorsorge regelmäßig Ihren Arzt aufsuchen.

Was verursacht Bluthochdruck?
Hoher Blutdruck scheint das Ergebnis des Zusammenspiels genetischer (ererbter) Faktoren und der Lebensweise zu sein. In allen westlichen Industriegesellschaften besteht eine Tendenz, mit der Nahrung zu

viel Kochsalz aufzunehmen. Weiterhin spielen bei der Entstehung von Hypertonie Übergewicht sowie übermäßiger Alkoholgenuss eine Rolle. Bei einer sehr kleinen Minderheit beruht der Bluthochdruck auf einer Nierenerkrankung.

Letztendlich kann diese Frage jedoch nicht vollständig beantwortet werden.

Beeinträchtigt die Behandlung von Bluthochdruck meine Lebensqualität?
Ganz sicher nicht. Die modernen Präparate sind so gut wie frei von Nebenwirkungen. Sie können und sollen ein normales, aktives und erfülltes Leben führen. Lediglich Menschen mit besonders starkem Hochdruck müssen – wenn auch nur für kurze Zeit – krankgeschrieben werden.

Wie häufig ist Bluthochdruck?
Etwa 12 bis 15 Millionen Deutsche weisen erhöhte Blutdruckwerte auf. Nicht alle Betroffenen müssen Medikamente einnehmen; aber jeder Hochdruckkranke benötigt eine intensive ärztliche Betreuung.

Wichtige Adressen

Deutsche Herzstiftung e.V.
Wolfgangstr. 20
60322 Frankfurt/M
Tel.: 0 69/95 51 28
http://www.herzstiftung.de/index.htm
(Beratungen, Veranstaltungen,
Informationsmaterilien rund um das The-
ma Herz- und Kreislauferkrankung)

Deutsche Liga zur Bekämpfung des
hohen Blutdruckes
Berliner Str. 46
69120 Heidelberg
Tel.: 0 62 21/47 48 00
(Mo.–Fr. 9–17 Uhr)
http://www.paritaet.org/hochdruckliga/
indexv2.htm

Deutsche Gesellschaft für Prävention
und Rehabilitation von
Herz-Kreislauferkrankungen e.V.
Rizzastraße 34
56068 Koblenz
Adressenlisten ambulanter Herzgruppen

Deutsche Gesellschaft für Kardiologie,
Herz- und Kreislaufforschung
Institut für Experimentelle Chirurgie
Heinrich-Heine-Universität
Postfach 10 10 07
D-40001 Düsseldorf
Telefon: 02 11/8 11 52 55,
Telefax: 02 11/8 11 35 50
E-Mail: dgk@uni-duesseldorf.de
http://www.dgkardio.de

Österreichischer Herzfonds
Währinger Str. 15/16
A-1090 Wien
Tel.: (+43 1) 4 08 95 66
E-Mail: office@herzfonds.at

Schweizerische Herzstiftung
Schwarztorstr. 18
Postfach 368
CH-3000 Bern 14
Tel. (+41 31) 3 88 80 80
http://www.herzstiftung.ch

Notizen

Register

A

ACE-Hemmer 31, 62, 71, 74
Adrenalin 29, 32, 72
Aldosteron 32
Alkohol 37
Alkoholeinheiten 37, 38
Alkoholgenuss 57
Alkoholkonsum 63
Alphablocker 62, 72
Alpharezeptorenblocker 73
Alter 42, 43
ältere Menschen 87
Angina pectoris 26, 42, 82
Angiotensin 32
Angiotensin I 31, 71
Angiotensin II 31, 71, 74
Angiotensin-converting-Enzym 71
Angiotensinrezeptor-Antagonisten 62, 74
Antihypertonika 60, 61, 62, 67
Arterien
erweiterte 30
verengte 30
Arthritis 87
Arzneimittel 60, 62
Arzneimitteltherapie 63
Asiaten 77
Atembeschwerden 42
Atemnot 42
Atemwegserkrankungen 82
Augenhintergrund 47

B

Behandlung 53–59, 60–79
Medikamente 60
nicht-medikamentöse 53–59
Behandlungserfolg 66
Beschwerden 41
Betablocker 30, 62, 69
Bewegung 41
Bewegungsmangel 28
Biofeedback 59
Blutdruck
ablesen 17
diastolischer 13, 44
indirekte Messung 14
messen 12, 15, 19
systolischer 13, 16
Blutdruck-Regelkreis 29
Blutdruckkontrolle 63, 64
Blutdruckmessgerät 12, 14
Blutdruckmessung (ABDM) 18, 20, 59
Blutdruckregulierung 75
Blutfett 23
Blutgefäße
geschädigte 23
Blutgerinnsel 23, 26
Bluthochdruck
Folgen 22
Häufigkeit 43
untersuchen 46–52
Ursache 28
Blutkreislauf 10
Blutprobe 47
Bluttests 47
Blutuntersuchungen 48

C

Calcium 33, 40, 70
Calciumantagonisten 32, 70, 74
Calciumkanäle 32
Calciumkanalblocker 62, 70
Cholesterinspiegel 48
Cholesterinwerte 46
chronischer Stress 39
Conn-Syndrom 48, 51
Cottonwool-Herde 48

D

Depression 84
Diabetes mellitus 85, 87
Diastole 11
diastolischer Blutdruck 13, 44
Diuretikum 71

E

Echokardiogramm 10, 51
Elektrokardiogramm (EKG) 46, 47, 48
elektronische Blutdruck-messgeräte 19
elektronische Tischgeräte 14
Entspannungstechniken 38, 59
Entwässerungstabletten 67
Erbanlagen 28
Ernährung 29, 53
calciumreiche 40
kaliumreiche 40, 58
salzarme 55

Ernährungsumstellung 58
Erschöpfung 42
ethnische Abstammung 29

F/G

Fettablagerungen 23
genetische Faktoren 28, 32
gesundes Gewicht 36
Gewicht 36
Gewichtskontrolle 56
Gewichtszunahme 28, 37
Goldstandard 15
Grenzwert-Hypertonie 21, 42
Gymnastik 58

H

Harnstoffkonzentration 48
harntreibendes Mittel 71
Herz-Kreislauf-Risiko 43, 46
Herzinfarkt 26, 42, 61, 83
Herzinsuffizienz 42, 47
Herzkranzgefäße 26
Herzschlag 11
Hormonersatztherapie 85

I

indirekte Messung 14
Ischämie 49
isolierte systolische
  Hypertonie 17, 44

K

Kalium 40
Kaliumchlorid 56
Kaliumpräparate 58
kaliumreiche Ernährung 58
Kaliumsalze 58
Kaliumspiegel 50
Kaliumtabletten 58
Kaliumwerte 48

Kammersystole 11
Kinder 86
Kochsalz 40, 56
Kochsalzmenge 33
Kombinationstherapie 74
Kontrolluntersuchung 42, 65
Koronararterien 26
koronare Herzkrankheit 24
Korotkoff-Geräusche 14
Körpergewicht 35
Körpertraining 53, 58
Krampfanfälle 81
Kreatininkonzentration 48
Kurzzeitstress 39

L

Langzeitbehandlung 65
Langzeitwirkungen 25
Lebenserwartung 21
Lebensmittel
  Salzgehalt 54
Lebensqualität 38
Lebensweise 29, 32, 53
Linksherzhypertrophie 48
Lithium 84

M

maligne Hypertonie 26
Medikamente 60
Meersalz 56
Methyldopa 73, 82
Müdigkeit 42
myokardiale Ischämie 26
Myokardinfarkt 26

N

Natrium 40
Natriumchlorid 56
Natriumgehalt 33
Natriumwerte 48

Nebennieren 50
Nebennierentumor 50
Nebenwirkungen 60, 61, 67, 72, 74
Nervensystem 29
Netzhautschädigung 61
Nierenerkrankung 86
Nierenfunktion 48, 50
Niereninsuffizienz 42
Nifedipin 32, 70
Noradrenalin 29, 32
  Wirkung 69
Normalgewichtige 35

O

Ophthalmoskop 47
orthostatische Hypertonie 16
Östrogenspiegel 43

P

Phäochromozytom 50, 51
Pille 84
Placebo 60
Präeklampsie 81
Praxis-Hypertonie 18
Prostatavergrößerung 73

Q

Quecksilber-Goldstandard 19
Quecksilber-Manometer 19
Quecksilbersäule 14
Quecksilbersäulen-System 15

R

Renin 30, 32, 71
Risikofaktoren 24
Routineuntersuchungen 47, 49
Reizhusten 72

S

Salz 28
salzarme Ernährung 55
Salzaufnahme 58, 63
Salzersatz 55, 56
Salzgehalt 54
Salzhaushalt 29
Salzkonsum 33, 42, 53
Scheinmedikamente 60
Schlaganfall 26, 42, 61
Schlaganfallrisiko 37
Schwangerschaft 80, 82
Schwindelanfälle 72
Sonderfälle 80–88
Sphygmomanometer 12, 13
Sport 58
Stauungsherzinsuffizienz 26, 71
Steinsalz 56
Stress 38

Stressberatung 59
Stressinkontinenz 73
Symptome 41
systolischer Blutdruck 13

T

Thiaziddiuretika 62, 67, 68
Thiaziddiuretikum 72, 74
Thrombose 23
transiente ischämische Attacke (TIA) 26

U

Übergewicht 36, 86
Übergewichtige 35
Ultraschalluntersuchung 51
Untergewicht 36
Urinprobe 48
Ursache 28

V

Vasodilatation 29
Vasokonstriktion 29
Vorhofsystole 11
Vorsorgeuntersuchungen 22, 26

W/Y/Z

Wechseljahre 43
Yoga 59
zentral wirkende Medikamente 62, 73

Dank

DANK DES VERLAGS

Dorling Kindersley dankt den folgenden Personen für ihre Hilfe
und Mitarbeit an diesem Buch:

Redaktionsassistenz Alyson McGaw; **Herstellung** Michelle Thomas;
DTP Jason Little; **Beratung** Dr. Sue Davidson; **Register** Indexing Specialists, Hove;
Koordination Christopher Gordon.

Illustrationen (S. 11, S. 12) Gillian Lee; (S. 30) Debbie Maizels

Bildrecherche Andy Sansom; **Bildarchiv** Charlotte Oster.

BILDNACHWEIS

Der Verlag Dorling Kindersley dankt den nachfolgend Genannten für die
freundliche Erlaubnis zum Abdruck ihres Bildmaterials. Sollten trotz der intensiven
Bemühungen, alle Rechtinhaber korrekt zu ermitteln, Fehler unterlaufen sein, so bittet
der Verlag, diese zu entschuldigen. Selbstverständlich ist in der nächsten Auflage
des Buches eine Ergänzung bzw. Korrektur des Bildnachweises möglich.

Sally und Richard Greenhill S. 53;
Science Photo Library S. 20 (Dr. P. Marazzi),
S. 40 (Maximillian Stock Ltd.), S. 47 (Paul Parker), S. 86 (CC Studio);
Telegraph Colour Library S. 7 (Steve Bloom); S. 75 (Rob Gage);
Tony Stone Images S. 10 (Darryl Torckler), S. 34, S. 48 (Charles Gupton),
S. 57 (David Young Wolff), S. 60 (Bruce Ayres), S. 77 (Jon Riley), S. 78 (Peter Correz)